U0320571

本书编委会

主　　编	郑小飞	李劼若	张翠文	严加洁
副 主 编	侯辉歌	王华军	黄志宇	滕　强
参编人员	张　红	张嘉敏	黎嘉咏	胥亚丽
	胡嘉欣	王伟英	王晓燕	林素娟
	付子贤	龚嘉玉	洪　杰	李晓彤
	黄春晴	邓双双	陆柳燕	
秘　　书	高正红	龚嘉玉		

运动损伤患者康复护理

YUNDONG SUNSHANG HUANZHE

KANGFU HULI

主编 ◎ 郑小飞 李劼若 张翠文 严加洁

暨南大学出版社
JINAN UNIVERSITY PRESS

中国·广州

图书在版编目（CIP）数据

运动损伤患者康复护理/郑小飞等主编．—广州：暨南大学出版社，2023.12
ISBN 978 - 7 - 5668 - 3731 - 8

Ⅰ.①运…　Ⅱ.①郑…　Ⅲ.①运动性疾病—损伤—康复②运动性疾病—损伤—护理　Ⅳ.①R873

中国国家版本馆 CIP 数据核字（2023）第 096118 号

运动损伤患者康复护理
YUNDONG SUNSHANG HUANZHE KANGFU HULI
主　编：郑小飞　等

···

出 版 人：阳　翼
责任编辑：武艳飞　刘　蓓
责任校对：刘舜怡　梁念慈
责任印制：周一丹　郑玉婷

出版发行：暨南大学出版社（511443）
电　　话：总编室（8620）37332601
　　　　　营销部（8620）37332680　37332681　37332682　37332683
传　　真：（8620）37332660（办公室）　37332684（营销部）
网　　址：http://www.jnupress.com
排　　版：广州良弓广告有限公司
印　　刷：广州市快美印务有限公司
开　　本：787mm×960mm　1/16
印　　张：8.75
字　　数：103 千
版　　次：2023 年 12 月第 1 版
印　　次：2023 年 12 月第 1 次
定　　价：48.00 元

（暨大版图书如有印装质量问题，请与出版社总编室联系调换）

序　言

　　《"健康中国2030"规划纲要》提倡全民健身，实施国家体育锻炼标准，丰富和完善全民健身体系。那么随着参与运动的人群数量的增加，运动损伤也将更加常见。而骨科运动医学科正是一门能够为全民安全运动保驾护航的学科，满足群众需求、提高全民健康水平也是我们医务工作者的责任和义务。

　　骨科运动医学是由骨科学、创伤学及运动学等发展起来的一门新的、快速发展的临床交叉学科，是运动医学的重要组成部分。主要侧重运动创伤的预防、治疗与康复，最大限度恢复患者运动功能，使其重返运动。患者手术后功能恢复离不开医生的精湛手术、术后系统的康复和全过程的护理。良好的康复护理对缩短患者住院时间、降低患者治疗费用和改善治疗效果发挥着关键作用。

　　本书共有三章，第一章主要介绍了常见运动损伤患者的护理，结合我院临床护理实践经验总结编写的，以外科快速康复的理念为指导，立足临床实践，内容涵盖患者术前和术后护理评估及护理措施。在术前护理方面，除了常规的术前评估及准备，我们的护理团队积极探索实践，基于最新循证医学证据，将患者术后饮食、疼痛管理、肢体活动等方面的健康教育提前至术前，并开展护理专案改善项目，有效缩短了患者术后首次饮食时间。在术后护理方面，除了实施多维度、优化的术后护理措施，在患者出院指导方面，就患者出院后治疗计划、居家日常生活指导、用药和伤口护理等都做了详尽的介绍。对运动医学临床加速康复护理实践有一定的指导性与参考价值。

第二章着重介绍了运动损伤患者术后"暨大康复方案"。我院运动医学中心设有专职康复师，对每一位手术治疗的运动损伤患者，医生和康复师都会综合考虑患者术前评估、术中手术过程和患者对运动的需求等各方面情况，共同为患者制订个体化的康复方案，并在术后由康复师一对一地指导患者进行康复锻炼，这也是本专科快速康复围手术期管理的重要组成部分。患者通常于术后第一天即可开始行功能锻炼，除了介绍康复方案，本书中每一项康复锻炼动作均配有图片示例说明，为运动医学医务人员实施术后康复提供了参考。

第三章为运动医学常见护具操作指引，阐述了各护具的具体操作流程与步骤，并配以图示，对护理临床实践有很好的指导意义。

本书内容翔实丰富、贴近临床，是一本集专业性、实用性和趣味性于一体的专业科普著作，适合各级医院运动医学专科相关人员阅读。由于编写时间与水平有限，书中难免存在纰漏，欢迎广大读者拨冗斧正，以便再版时修正。在此也感谢所有参编人员的辛勤付出。

李彦川

2023 年 9 月

目　录
CONTENTS

第一章　运动损伤患者护理

第一节　运动损伤患者术前护理评估及护理措施

一、术前护理评估

（一）全身情况评估

术前对患者全身情况进行评估，判断患者对将行手术的耐受程度，以指导术前的准备和护理。评估内容有两方面：骨科创伤、疾病本身的危害和影响病人整个病程的各种潜在因素，后者包括心血管功能、肺功能、营养和代谢状态、肾功能、肝功能、内分泌功能、血液系统、免疫状态等。

（二）专科评估

关于专科评估的内容详见各章节。

二、术前护理措施

（一）术前患者检查

遵医嘱指导患者完成术前各项检验及检查。

（二）术前患者评估

评估患者既往病史、手术史、用药史、药物或食物过敏史等，若患者未按照要求停用抗凝药物，则立即向主管医生汇报并做好相关记录。

（三）术前胃肠道准备

尽量缩短术前禁饮时间：手术被安排在手术日第一台的患者，应告知患者入睡前即开始禁饮食，次日晨起床后，继续禁饮食至送入手术室；接台手术患者，手术日术前常规 8 小时禁食，于术前 4 小时饮用术能多维饮料 125mL。

术后早期饮食护理：术前即告知患者术后回室后，只要经护士评估患者生命体征正常、吞咽功能正常、有饮水意愿且无恶心呕吐感后，即可饮水，饮水量逐次渐增，并逐渐过渡至普食；护士在手术前评估患者吞咽功能，并将评估结果记录于一般护理记录单中，吞咽功能有异常者应当报告医生、做好护理交接班，并请老年专科或神经内科会诊，根据会诊意见予以处理。

（四）术前疼痛宣教

向患者讲解围手术疼痛管理方案，包括术前超前镇痛和术后无痛康复；此外还应向患者介绍疼痛评估方法，解释止痛药物副作用及防治方法，并且告知患者和家属所用镇痛药物不会成瘾，消除其疑虑。疼痛管理方案包括：术前晚会发给患者口服止痛药于睡前口服，提高疼痛阈；告知患者术后疼痛管理方案，手术当天回室后静脉滴注氟比洛芬酯注射液 50mg，丁丙诺啡透皮贴剂

5mg 贴于健侧上肢三角肌处，麻醉作用消退后当天肌注盐酸哌替啶 75mg；术后第　天起口服洛芬待因缓释片 4.26g（Q12h）、静脉注射帕瑞昔布钠 40mg（Q12h）至术后第三天。护士使用 VAS 疼痛评估尺评估患者疼痛情况并记录于护理记录单。当患者疼痛 ≥4 分时则报告医生，予以加强镇痛处理。

（五）手术部位核对

与患者共同核对手术部位，并确认手术部位标志是否正确。

（六）患者个人卫生

指导患者术前晚洗头、洗澡、刮胡子、剪指甲、卸指甲油。

（七）术前皮肤准备

评估患者术野及周围皮肤情况，如有皮肤破损或局部感染灶者应立即与主管医生沟通；毛发过长或较浓密者则在手术当天使用剃毛刀予以剃除。

（八）术前物品准备

根据手术种类，向患者派发术前备物清单，手术前指导患者准备好术后所需物品，如术后食物、冷疗用毛巾 1 条、拐杖 1 副，便盆（女性）、尿壶（男性）等。

（九）手术当天

（1）用药管理：合并有高血压患者手术当天正常服用降压药；合并有糖尿病患者，为避免因为禁食导致低血糖，故暂停服用降糖药物。

（2）术前核对：按照术前核对单做好术前核对，接到手术室通知后送患者至手术室。

（张　红　张嘉敏）

第二节　运动损伤患者术后护理评估及护理措施

一、术后一般护理评估及护理措施

（一）术后生命体征监测

术后回室后会予以心电监护及吸氧，以监测患者术后血压、心率、呼吸、血氧饱和度等，并记录在一般护理记录单中。有异常者及时进行处理。

（二）体位护理

在腰硬联合麻醉下手术患者，术后回室后予以平卧位，6小时后再摇高床头或取坐立位；在全身麻醉下手术患者，术后回室后取平卧位或根据患者舒适度要求将床头抬高。指导患者翻身，健侧卧位与平卧位交替，预防压力性损伤。术肢体位摆放详见各章节。

（三）饮食护理

患者术后回室后，经护士评估，患者生命体征正常、吞咽功能正常、有饮水意愿且无恶心呕吐感后，即可饮水，饮水量逐次渐增。如无恶心、呕吐、呛咳、腹胀等不适，则可进食。饮食方面无特殊禁忌，指导患者根据其自身饮食习惯或进食意愿选择食物即可。若患者术后有恶心或呕吐等症状，则嘱患者暂停进饮及进食，遵医嘱继续观察或者给予处理，如使用胃复安10mg肌注或欧贝 4mg 静脉输注，待症状好转或消失后再进食。

(四) 静脉输液治疗护理

遵医嘱静脉应用抗菌、镇痛及护胃药物等。

(五) 术后排尿护理

运动损伤手术术中不常规留置尿管，患者术后回室后应当做好排尿护理。患者术后回室后，病房护士在术后交接时要查阅手术护理记录单，评估患者术中输液量、出血量。术后患者有尿意时，若患者还不能下床活动，则指导其在床上或床边使用尿壶或便盆解小便。排便后使用膀胱扫描仪为患者测量膀胱残余尿量，若残余尿量大于 100mL 则需警惕有无尿潴留。留置尿管者，回室后经评估若无禁忌即可予以拔除尿管，拔除前不必夹管。

(六) 术后活动指导

患者在麻醉过后即可活动肢体。如在腰硬联合麻醉下手术患者，麻醉恢复后即可指导患者术侧肢体进行踝泵运动、直腿抬高、股四头肌等长收缩等；健侧肢体可自由活动，如膝关节屈伸等。距腓前韧带损伤患者术肢术后早期踝关节予以制动保护，禁做踝泵运动。在全身麻醉下行肩关节镜下手术患者，术后麻醉清醒后即可自由活动健侧上肢和双下肢，术侧上肢在麻醉过后可以行松握拳、手腕旋转活动、被动屈肘活动；行肱二头肌长头肌腱离断固定术者禁做主动屈肘活动。

(七) 术后首次下床活动指导

经评估患者生命体征正常、双上肢和下肢肌力 4 级以上，指导患者术后体位过渡，先在床上取坐立位，无头晕、恶心等不适后，指导患者坐于床边至少10分钟，双腿自然下垂，无不适后再起身站立，预防体位性低血压。先在床边活动，无不适后再增大活动范围。肩袖损伤患者术后可自由活动，膝和踝关节镜下手术患者术后则根据具体要求使用拐杖下地活动。注意预防跌倒，保障患者安全。

二、术后专科护理及康复护理

关于术后专科护理评估、护理措施以及术后康复护理内容详见各章节，此不赘述。

（严加洁　林素娟　洪　杰）

第三节　肩袖损伤手术患者护理

一、概述

肩袖由冈上肌、冈下肌、肩胛下肌和小圆肌四块肌肉围成，这些肌肉起自肩胛骨体部，组成一个袖套样结构包绕肱骨头，止于肱骨大、小结节。当受外伤或者发生退行性变时，肩袖肌腱会出现水肿或炎症性改变，严重时会出现撕裂，即为肩袖损伤（Rotator Cuff Injury，RCI）。目前肩袖损伤的治疗主要包括保守治疗及手术治疗。但因保守治疗远期疗效较差，并不能从根本上解决问题，因此大多数患者会选择接受手术治疗。手术治疗方案主要包括切开治疗、小切口治疗以及关节镜下治疗。关节镜下肩袖修补术具有创伤小、恢复快等优点，目前已逐步取代开放手术，成为治疗肩袖损伤的主要手段。

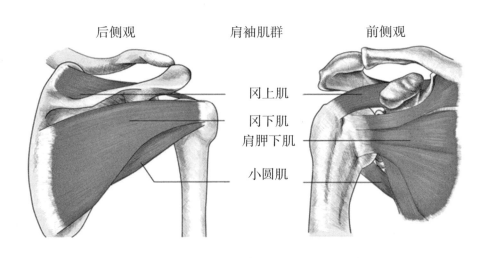

后侧观　　　　肩袖肌群　　　　前侧观

冈上肌
冈下肌
肩胛下肌
小圆肌

图 1-1　肩袖解剖示意图

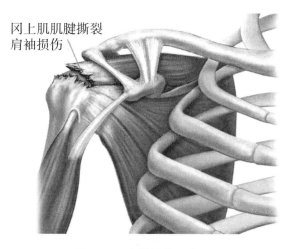

冈上肌肌腱撕裂
肩袖损伤

图 1 - 2 肩袖损伤示意图

二、护理评估

(一) 术前评估

1. 全身情况评估

详见第一章第一节"运动损伤患者术前护理评估及护理措施"。

2. 专科评估

（1）症状和体征。

① 评估病程及有无外伤史。

② 评估患者疼痛部位、程度、性质、诱发及加重的因素。

③ 评估患肢肩关节功能及活动能力：主动、被动活动范围。

④ 评估患肢肌力。

（2）辅助检查情况。

了解 MR、CT、X 线摄片、肩关节 B 超的情况。

（二）术后评估

1. 一般情况评估

详见第一章第二节"运动损伤患者术后护理评估及护理措施"。

2. 专科评估

（1）伤口愈合及伤口敷料情况：伤口及伤口敷料是否干洁，或有渗液渗血。

（2）术肢体位摆放。

（3）疼痛部位、程度、性质及原因。

（4）术肢端感觉、活动、血运情况。

（5）肩关节外展支具使用是否正确。

（6）对功能锻炼方法、注意事项的了解程度及配合情况。

（7）评估潜在并发症。

三、护理措施

（一）术前护理

1. 全身护理

详见第一章第一节"运动损伤患者术前护理评估及护理措施"。

2. 术前健康指导

指导术后体位摆放、术肢活动方法、如何佩戴肩关节外展支具、下床活动注意事项以及尿管拔除后如何排尿等。

（二）术后护理

1. 一般护理

详见第一章第二节"运动损伤患者术后护理评估及护理措施"。

2. 伤口护理

评估并记录伤口敷料情况，敷料有渗血渗液，应及时更换并保持敷料干洁。

3. 体位护理

患者术后取平卧位或根据患者舒适度要求将床头抬高；术肢上臂下垫软枕预防肩胛骨过度内收；术侧肘关节屈曲90°，将术肢前臂放置于患者腹部，或者术肢自然放平于软枕上。患者起床活动时，宜佩戴肩关节外展支具，保持术肢适度外展、前屈。禁患侧卧位。

4. 疼痛护理

遵医嘱采取多模式联合镇痛；评估患者疼痛情况，若VAS评分≥4分，则报告医生并遵医嘱使用镇痛药物，观察止痛效果。

5. 护理情况记录

评估并记录术肢端感觉、活动、血运等情况以及肿胀情况。

6. 冷疗护理

冷疗每天3次，每次20分钟。

7. 关注术后排尿情况

回室后经评估若无禁忌即可拔除尿管，拔除前不必夹管。患者有尿意时，若患者还不能下床活动，则指导其在床上或床边使用尿壶或便盆解小便。排便后使用膀胱扫描仪为患者测量膀胱残余尿量，若残余尿量大于100mL则需警惕有无尿潴留。

8. 首次下床活动指导

经评估患者生命体征正常、双下肢肌力4级以上，指导患者术后体位过渡，先在床上取坐立位，无头晕、恶心等不适后，指导患者坐于床边至少10分钟，双腿自然下垂，无不适后再起身站立，预防体位性低血压。先在床边活动，无不适后再增大活动范围。注意预防跌倒。

9. 并发症的预防与处理

（1）血管损伤：评估患肢的肿胀及桡动脉搏动情况，观察伤口敷料，若发现异常立即报告医生予以处理。

（2）神经损伤：评估术肢端感觉、活动，发现异常情况立即报告医生予以处理。

（3）伤口感染：注意观察局部伤口，如出现红肿，皮温较健侧高，患者主述疼痛明显，同时伴有发热及全身不适，应及时通知医生。

（4）肩关节肿胀：患者卧位时用软枕抬高术肢；指导患者行松握拳、腕关节活动及被动活动肘关节，促进静脉及淋巴回流，利于消肿。此外遵医嘱应用消肿药物。

（5）深静脉血栓：患者术肢端感觉恢复后即鼓励其活动术肢；指导患者术后早期下床活动。需用药物者遵嘱进行抗凝治疗并注意观察不良反应。

（6）术后肩关节活动受限：术后早期活动并给予健康宣教提高功能锻炼依从性，预防肩关节粘连。

（7）肩袖再撕裂：康复师根据患者肩袖、骨质质量以及撕裂情况为患者制订术后康复方案，指导患者术后严格按照方案进行康复锻炼。

四、术后康复

详见第二章第一节"肩袖损伤患者术后康复"。

五、出院指导

(一) 居家日常管理

（1）伤口换药：保持伤口干燥，3～4天换药一次，术后2周拆线复查。

（2）衣着：上衣选择对襟开衫式，不要穿套头式上衣；裤子尽量选择带有松紧带、束腰型的。建议女性患者请家人帮助扣内衣带，或购置前排扣类型内衣。

（3）穿脱衣服：穿衣服时先穿术侧上肢，再穿健侧上肢；脱衣服时先脱健侧上肢，再脱术侧上肢。

（4）发型：女性患者建议剪短发。

（5）饮食指导：若术侧为患者惯用手，则指导患者用非惯用手使用勺子或叉子进食；指导家属配合将食物形状切成适合用勺子取食的块状或丁状；正常饮食，不宜进补；注意补充钙剂，指导患者每日服用1粒钙片，适当多进食虾皮、牛奶、黑芝麻、海带、紫菜等。

（6）日常活动：鼓励患者饭后佩戴支具外出活动。

（7）居家物品放置：常用物品如衣服、洗漱品放在平胸口位置以下。

（8）禁忌动作：不要做晾衣服等抬手举肩过头的动作；术侧上肢不宜主动屈肘；术肢不能提重物。

（9）不可长时间低头看手机，建议每次使用手机不超过 10 分钟。

（10）注意肩部保暖。

（二）用药指导

指导患者按时服用止痛药物，按时服药止痛效果更好。

（三）技能指导

指导患者在无他人辅助的情况下独自完成肩关节外展支具的佩戴。

（四）出院后治疗计划

术后 2 周门诊复诊，由医生或康复师评估患者伤口愈合及功能恢复情况，并指导患者进行下一阶段康复锻炼。

（五）紧急就医的异常情况宣教

（1）伤口异常：当伤口出现红肿热痛时要立即就医。

（2）疼痛异常：若有突发、持续强烈的锐痛应当立即口服止痛药，尽快前往医院由主管医生评估及处理。

六、护理评价

（1）疼痛评分在 2 分及以下。

（2）患者能复述术后功能锻炼方法及禁忌动作，可正确使用肩关节外展支具。

（3）能够配合医护人员进行康复锻炼。

（4）肩关节活动可满足日常生活需求。

（5）未出现并发症。

（严加洁）

第四节 髋臼盂唇损伤手术患者护理

一、概述

髋臼盂唇是附着在髋臼边缘的纤维软骨组织，包绕在髋臼周围，止于髋臼横韧带。它像膝关节半月板一样，一方面主要起着缓冲外力、减少摩擦和增加髋关节稳定的作用，另一方面起着调节关节滑液营养软骨的作用。创伤、退变、发育不良、髋关节运动过度、股骨髋臼撞击综合征是髋臼盂唇损伤的主要因素。盂唇损伤患者的典型表现为疼痛（通常为腹股沟区疼痛），可向大腿前方、臀部、股骨大转子及膝内侧放射；出现髋关节弹响或交锁，即患者行走过程中听到髋关节有"咔哒"声，或突然出现髋关节屈伸不能，影响继续走路；有时还会出现关节活动受限（以屈曲及内旋受限为主）或打软腿。

髋臼盂唇损伤引发的疼痛可能为体位性的，在坐位、驾驶、穿鞋或交叉腿时症状加重，平地行走时疼痛最为轻微。对于80%有髋臼盂唇损伤症状和体征的患者，采取适当的休息、局部制动、使用抗炎止痛药物和物理治疗等保守治疗，症状可得到缓解，但仍会复发，且会导致盂唇和关节软骨的继发损伤。因此，患者疼痛反复发作、存在关节机械性交锁及合并骨性畸形等容易增加关节进一步损伤风险的情况时，应该积极进行手术治疗。手术治疗包括开放手术和髋关节镜手术两种方式。随着研究的深入和技术进步，髋关节镜手术适应正逐渐增宽，且相对于开放手术，髋关节镜手术有创伤小、恢复快、快速返回正常生活与工作等优点，患者满意度较高，已成为目前髋臼盂唇损伤的主要治疗手段。髋关节镜下手术方式包括髋臼盂唇清理术、髋臼盂唇修补术、髋臼盂唇重建术及髋臼盂唇加强术。

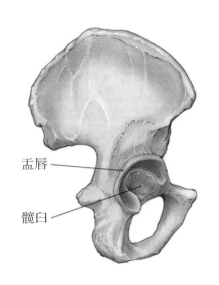

图 1-3 髋臼盂唇解剖示意图

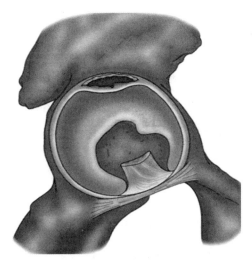

图 1-4 髋臼盂唇损伤示意图

二、护理评估

（一）术前评估

1. 全身情况评估

详见第一章第一节"运动损伤患者术前护理评估及护理措施"。

2. 专科评估

（1）有无外伤史，受伤的原因、时间。

（2）评估患者疼痛的部位、程度、性质、诱发及加重的因素；评估髋关节活动时是否伴有关节弹响感、卡锁；评估髋关节主动、被动活动范围；评估患肢肌力及股四头肌是否有萎缩；评估患肢肢端感觉、活动、血运情况。

（3）辅助检查情况。

了解髋关节 X 线摄片和/或核磁共振、CT 检查等。

（二）术后评估

1. 一般情况评估

详见第一章第二节"运动损伤患者术后护理评估及护理措施"。

2. 专科评估

（1）伤口敷料及伤口愈合情况，伤口有无红肿热痛。

（2）术肢体位摆放。

（3）疼痛部位、程度、性质及原因。

（4）术肢端感觉、活动、血运情况。

（5）术肢肌力、髋关节活动度。

（6）拐杖使用是否正确。

（7）对功能锻炼方法、注意事项的了解程度及配合情况。

（8）评估潜在并发症。

三、护理措施

（一）术前护理

1. 全身护理

详见第一章第一节"运动损伤患者术前护理评估及护理

措施"。

2. 术前活动

若患肢活动受限，指导使用拐杖，并给予预防跌倒宣教。

（二）术后护理

1. 一般护理

详见第一章第二节"运动损伤患者术后护理评估及护理措施"。

2. 伤口护理

评估并记录伤口敷料情况，敷料有渗血渗液，应及时更换并保持敷料干洁。伤口如有红肿热痛应告知医生并记录伤口愈合情况。

3. 体位护理

术肢平放于床面，保持伸直、外展中立位。

4. 疼痛护理

遵医嘱采取多模式联合镇痛；评估患者疼痛情况，若 VAS 评分≥4 分，则报告医生并遵医嘱使用镇痛药物，观察止痛效果。

5. 护理情况记录

评估并记录术肢端感觉、活动、血运等情况。

6. 冷疗护理

冷疗每天 4 次，每次 20 分钟。

7. 术后下床活动指导

经评估患者生命体征正常、双上肢和下肢肌力 4 级以上，指导患者术后体位过渡，先在床上取坐立位，无头晕、恶心等不适后，指导患者坐于床边至少 10 分钟，双腿自然下垂，无不适后再起身站立，预防体位性低血压。先在床边活动，无不适后再扶拐增大活动范围。

8. **并发症的预防与处理**

（1）伤口感染：注意观察局部伤口，如出现红肿，皮温升高，患者主述疼痛明显，同时伴有发热及全身不适，应及时通知医生。

（2）坐骨神经或股神经暂时性麻痹、股外侧皮神经麻痹导致的感觉异常：观察膝关节伸膝及屈髋活动情况，如出现行走困难、股四头肌萎缩，股前及小腿内侧感觉障碍，下肢乏力，应及时报告医生处理。

（3）腓总神经损伤：避免术肢长时间外旋，压迫腓骨小头处。术后评估术肢小腿前外侧和足背感觉、活动情况，与术前或健侧肢体做对比，如有异常及时报告医生处理。

四、术后康复

详见第二章第二节"髋臼盂唇损伤患者术后康复"。

五、出院指导

(一) 居家日常管理

（1）伤口换药：保持伤口干燥，3～4天换药一次，术后2周拆线复查。

（2）衣着：选择舒适、宽松的裤子，避免过紧导致穿脱困难；选择舒适、合脚、穿脱方便（不需要下蹲系鞋带）的鞋子。

（3）穿脱衣服：穿裤子时请先穿术侧，再穿健侧；脱时先脱健侧, 再脱术侧。

（4）饮食：正常饮食, 无特殊饮食禁忌；不宜进补；少吃高嘌呤食物, 减少痛风风险。

（5）日常活动：避免过度屈髋活动, 居家如厕要使用坐厕。

（6）预防术肢肿胀：避免久坐或久站, 每 1 小时至少活动 10 分钟。当发现术肢肿胀时可以将术肢抬高, 并冰敷 10 分钟。

（7）居家口服药物：止痛药物请遵医嘱按时服用, 按时服用止痛效果更好。

（8）安全：预防跌倒, 警惕地面湿滑；家中厨房、洗手间、阳台积水立即清理；清理地面杂物, 保持走廊通道宽敞；勿去人群密集场所, 避免拥挤碰撞。

（二）出院后治疗计划

术后 2 周门诊复诊, 由医生或康复师评估患者伤口愈合及功能恢复情况, 并指导患者进行下一阶段康复锻炼。

六、护理评价

（1）疼痛控制在 2 分及以下。

（2）患者能复述术后功能锻炼方法及禁忌动作, 可正确使用拐杖。

（3）能够配合医护人员进行康复锻炼。

（4）髋关节活动可满足日常生活需求。

（5）未出现并发症。

（胡嘉欣　张翠文　龚嘉玉）

第五节　臀肌挛缩症手术患者护理

一、概述

臀肌挛缩症（Gluteal Muscle Contracture，GMC）是指由多因素引起的臀部肌肉及其筋膜组织变性、坏死及纤维化，主要表现为臀大肌及其筋膜挛缩，病理表现为一条与臀大肌纤维走向一致的坚韧束带，可侵及整个臀大肌，严重者挛缩范围可侵及臀中肌、臀小肌、梨状肌、髋关节短外旋肌及髋关节囊；挛缩部位浅表皮肤亦可与之粘连，导致皮肤及皮下组织呈现萎缩，从而引起髋关节继发性的外旋、外展畸形和内旋、内收功能障碍，并且出现特征性的"外八字"步态以及姿势形体异常的一种临床综合征。患者通常有幼时反复臀部肌肉注射史。患者一旦确诊，若无特殊禁忌症通常建议尽早行手术治疗，因为随着患者生长发育及疾病进展，有可能继发骨盆、髋关节甚至脊柱的骨性改变。近年来，由于关节镜下松解手术相较于切开手术有创伤小、恢复快、术后并发症少等优点，关节镜下臀肌挛缩松解术已逐渐成为臀肌挛缩症手术治疗的主要方式。

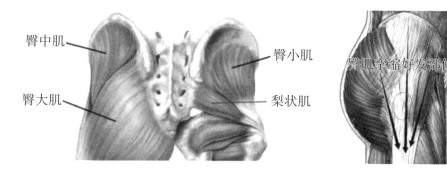

图 1-5 臀部肌肉解剖示意图

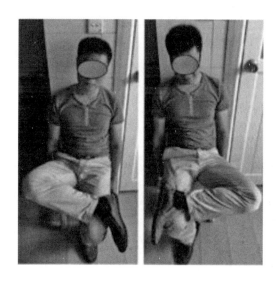

图 1-6 臀肌挛缩症患者髋关节内收障碍示意图

二、护理评估

（一）术前评估

1. 全身情况评估

详见第一章第一节"运动损伤患者术前护理评估及护理措施"。

2. 专科评估

（1）症状和体征。

① 病史与病程，评估是否有幼时反复臀部肌肉注射史。

② 评估患者临床表现。

（2）了解辅助检查及检验情况。

（二）术后评估

1. 一般情况评估

详见第一章第二节"运动损伤患者术后护理评估及护理措施"。

2. 专科评估

（1）伤口敷料干洁及伤口愈合情况，伤口有无红肿热痛。

（2）疼痛评估。

（3）患肢肿胀情况，肢端的感觉、活动、血运等情况。

（4）对功能锻炼方法、注意事项的了解程度及配合情况，患者的活动能力等。

（5）评估潜在并发症。

三、护理措施

（一）术前护理

详见第一章第一节"运动损伤患者术前护理评估及护理措施"。

（二）术后护理

1. 一般护理

详见第一章第二节"运动损伤患者术后护理评估及护理措施"。

2. 伤口护理

评估并记录伤口敷料情况，敷料有渗血渗液，应及时更换并保持敷料干洁。伤口如有红肿热痛应告知医生并记录伤口愈合情况。

3. 体位护理

平卧位及侧卧位。

4. 疼痛护理

遵医嘱采取多模式联合镇痛；评估患者疼痛情况，若 VAS 评分≥4 分，则报告医生并遵医嘱使用镇痛药物，观察止痛效果。

5. 护理情况记录

评估并记录术肢端感觉、活动、血运等情况。

6. 冷疗护理

冷疗每天 3 次，每次 20 分钟。

7. 术后下床活动指导

回室 6 小时后即可摇高床头或者指导患者取坐立位，评估患者双下肢肌力正常、无头晕等不适后于床边站立至少 1 分钟后再下床活动，预防体位性低血压。

8. 患者安全

预防跌倒。

9. 并发症的预防与处理

（1）血管损伤：注意观察伤口敷料渗血情况，若发现渗血颜色及渗血量异常则立即报告医生予以处理。

（2）神经损伤：评估患者术肢端感觉、活动情况，发现异常立即报告医生。

四、术后康复

详见第二章第三节"臀肌挛缩症患者术后康复"。

五、出院指导

（1）出院后治疗计划：伤口每 3～5 天换药一次；术后 2 周门诊复诊，由医生或康复师评估患者伤口愈合及功能恢复情况。

（2）嘱患者严格按照康复师制订的康复方案进行居家康复锻炼。

六、护理评价

（1）疼痛评分在 1 分及以下。

（2）患者能复述术后康复锻炼方法。

（3）能够配合医护人员进行康复锻炼。

（4）未出现并发症。

（严加洁）

第六节 半月板损伤手术患者护理

一、概述

半月板是膝关节内的新月状纤维软骨结构，内外侧各一，位于胫骨平台内侧和外侧关节面，覆盖 1/3 ~ 1/2 的胫骨关节面。在横断面上看，内侧半月板较大，呈"C"形，后角宽，前角窄；外侧半月板较小，近似"O"形，在冠状及矢状切面上看像三角形，中部宽阔，前后角匀称。在半月板外围 10% ~ 25%（亚洲人 20% ~ 30%）的区域为有血管的区域，称为红区，损伤后经过修补可以愈合；半月板内侧游离缘几乎没有血管分布，称为白区，其营养主要来自关节液，损伤后缺乏修复再生能力。半月板损伤在运动创伤中很多见，治疗方法分为非手术治疗和手术治疗。非手术治疗适用半月板Ⅰ、Ⅱ级损伤，治疗方法通常为扶拐、膝关节支具保护 6 ~ 8 周，防止膝关节负重、扭转挤压。手术治疗适用于半月板Ⅲ级损伤。绝大多数半月板损伤都应采取关节镜下手术治疗，创伤小，出血少，疗效确切，恢复快，并发症少，对半月板损伤治疗效果明显。对于丧失了半月板，同时关节稳定，未发生骨关节炎的患者，选用同种异体半月板移植和人工半月板置换术治疗可取得较好的临床效果。

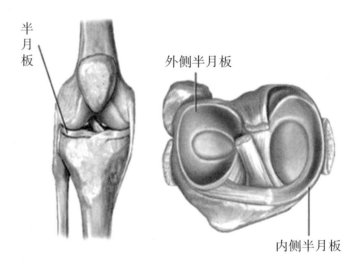

半月板

外侧半月板

内侧半月板

图1-7 半月板解剖示意图

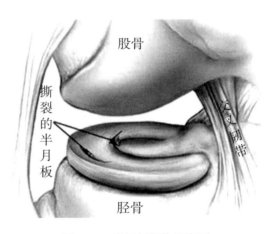

股骨

撕裂的半月板

交叉韧带

胫骨

图1-8 半月板损伤示意图

二、护理评估

(一) 术前评估

1. 全身情况评估

详见第一章第一节"运动损伤患者术前护理评估及护理

措施"。

2. 专科评估

（1）症状和体征。

① 有无外伤史，受伤的原因、时间。

② 评估患者疼痛的部位、程度、性质、诱发及加重的因素；评估膝关节肿胀情况，活动时是否伴有关节交锁、弹响；评估膝关节主动、被动活动范围；评估患肢肌力及股四头肌是否有萎缩；评估患肢肢端感觉、活动、血运情况。

（2）辅助检查情况。

了解膝关节核磁共振和双下肢及膝关节 DR 的情况。

（二）术后评估

1. 一般情况评估

详见第一章第二节"运动损伤患者术后护理评估及护理措施"。

2. 专科评估

（1）伤口敷料及伤口愈合情况，伤口有无红肿热痛。

（2）术肢体位摆放。

（3）疼痛部位、程度、性质及原因。

（4）术肢端感觉、活动、血运情况，评估弹力绷带松紧度。

（5）对功能锻炼方法、注意事项的了解程度及配合情况。

（6）评估潜在并发症。

三、护理措施

(一) 术前护理

1. 全身护理

详见第一章第一节"运动损伤患者术前护理评估及护理措施"。

2. 术前活动

急性损伤期患者患肢活动受限，指导使用拐杖，并给予预防跌倒宣教。

(二) 术后护理

1. 一般护理

详见第一章第二节"运动损伤患者术后护理评估及护理措施"。

2. 伤口护理

记录伤口渗液的情况，敷料有渗血渗液，应及时更换并保持敷料干洁。伤口如有红肿热痛应告知医生并记录伤口愈合情况。

3. 体位护理

术肢平放于床面，保持伸直、中立位，腘窝下禁忌垫枕。日间可每隔3小时将术肢脚踝垫高15分钟左右，利于消肿。

4. 疼痛护理

遵医嘱采取多模式联合镇痛；评估患者疼痛情况，若VAS评分≥4分，则报告医生并遵医嘱使用镇痛药物，观察止痛效果。

5. 护理情况记录

评估并记录术肢端感觉、活动和血运情况及弹力绷带松紧度。

6. 冷疗护理

冷疗每天 3 次，每次 20 分钟。

7. 首次下床活动指导

经评估患者生命体征正常、双上肢和下肢肌力 4 级以上，指导患者术后体位过渡，先在床上取坐立位，无头晕、恶心等不适后，指导患者坐于床边至少 10 分钟，双腿自然下垂，无不适后再起身站立，预防体位性低血压。先在床边活动，无不适后根据术后负重要求使用拐杖再增大活动范围。

8. 并发症的预防与处理

（1）伤口感染：注意观察局部伤口，如出现红肿，皮温较健侧高，患者主述疼痛明显，同时伴有发热及全身不适，应及时通知医生。

（2）腓总神经损伤：避免术肢长时间外旋，压迫腓骨小头处。术后评估术肢小腿前外侧和足背感觉、活动情况，与术前做对比，如有异常及时报告医生处理。

（3）骨筋膜室综合征：观察弹力绷带松紧度及包扎方式是否正确，评估疼痛部位、性质，用药后有无好转及被动牵拉痛，如有异常及时报告医生处理。

（4）关节僵硬或粘连：评估患者膝关节活动度，并督导患者行术后康复锻炼。向患者讲解康复锻炼的重要性以提高患者康复依从性，预防膝关节粘连。

四、术后康复

详见第二章第四节"半月板损伤患者术后康复"。

五、出院指导

(一) 居家日常管理

(1) 伤口换药：保持伤口干燥，3～4 天换药一次，术后 2 周拆线复查。

(2) 衣着：选择舒适宽松的裤子，避免过紧导致穿脱困难；选择舒适、合脚、穿脱方便（不需要下蹲系鞋带）的鞋子。

(3) 睡眠：术肢腘窝下禁止垫软枕，以防引起下肢血液回流受阻致膝关节肿胀；可选择不垫枕，或脚踝处垫软枕，有利于保持膝关节伸直位；可屈膝自由体位。

(4) 饮食：正常饮食，无特殊饮食禁忌；不宜进补；少吃高嘌呤食物，减少发生痛风的风险。

(5) 日常活动：术肢禁止做跳跃动作；切勿屈膝下蹲拿取物品，必要时寻求他人帮助；日常生活中尽量避免屈膝下蹲，不能爬山，尽量少上下楼梯。

(6) 预防术肢肿胀：避免久坐或久站，每 1 小时至少活动10 分钟。坚持做踝泵运动，每小时至少做 30 组。当发现术肢肿胀时可以将术肢抬高，并冰敷 20 分钟。

(7) 居家口服药物：止痛药物请遵医嘱按时服用，按时服用止痛效果更好。

（8）安全：预防跌倒，警惕地面湿滑；家中厨房、洗手间、阳台积水立即清理；清理地面杂物，保持走廊通道宽敞；勿去人群密集场所，避免拥挤碰撞。

（9）合理安排作息时间，注意劳逸结合，避免过度劳累而引起关节腔内积液。

（二）出院后治疗计划

术后 2 周门诊复诊，由医生或康复师评估患者伤口愈合及功能恢复情况，并指导患者进行下一阶段康复锻炼。

六、护理评价

（1）疼痛评分在 2 分及以下。

（2）患者能复述术后功能锻炼方法及禁忌动作，可正确使用拐杖。

（3）能够配合医护人员进行康复锻炼。

（4）膝关节活动度达 90°以上。

（5）未出现并发症。

（黎嘉咏　严加洁　张翠文）

第七节　前交叉韧带损伤手术患者护理

一、概述

前交叉韧带（Anterior Cruciate Ligament，ACL）是膝关节的静力性稳定结构，对膝关节的稳定起着至关重要的作用，是防止膝关节向前移位的主要结构。在股骨端，前交叉韧带前缘起始于股骨外侧髁内侧壁上的骨嵴；在胫骨端，前交叉韧带后缘止于胫骨髁间隆突前方的骨面。前交叉韧带断裂常发生于如足球、篮球、滑雪等膝关节负荷较大、需要扭转动作的体育运动中，故患者通常有明确外伤史。前交叉韧带损伤急性期临床表现为有韧带撕裂声，剧烈疼痛，局部肿胀，膝关节伸直及屈曲活动受限；慢性期多表现为运动时膝关节不稳定，伴有半月板、软骨和骨关节炎的发生和发展，出现膝关节疼痛、交锁等症状。前交叉韧带损伤多采用非手术治疗及手术治疗。非手术治疗适用于前交叉韧带部分断裂，运动时无膝关节不稳的患者及前交叉韧带完全断裂但无运动需求或身体状况不适合手术的患者；需早期固定患肢，针对疼痛、肿胀进行对症治疗，进行肌力训练和活动度锻炼等。手术治疗方面，目前关节镜下前交叉韧带重建手术已成为前交叉韧带重建手术的"金标准"，手术治疗的目的是恢复膝关节稳定性，满足活动需要，提高生活质量，恢复竞技水平，减少并发症的发生。

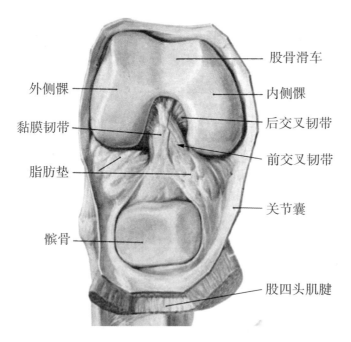

图 1-9 前交叉韧带解剖示意图

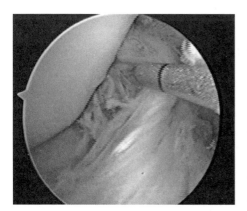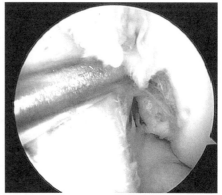

图 1-10 关节镜下前交叉韧带损伤示意图

二、护理评估

（一）术前评估

1. 全身情况评估

详见第一章第一节"运动损伤患者术前护理评估及护理措施"。

2. 专科评估

（1）有无外伤史，受伤的原因、时间。

（2）急性期患者评估其患膝疼痛情况、肿胀程度、关节活动度、患肢肌力，局部皮温、有无皮肤破损或出血等；慢性期患者还需评估有无膝关节不稳、弹响、交锁等继发性损伤症状。

（3）体格检查：Lachman 试验[①]及前抽屉试验。

（4）辅助检查情况。

了解膝关节 X 线摄片和/或核磁共振检查、心电图及胸片的情况。

（二）术后评估

1. 一般情况评估

详见第一章第二节"运动损伤患者术后护理评估及护理措施"。

2. 专科评估

（1）伤口敷料及伤口愈合情况，伤口有无红肿热痛。

---

① Lachman 试验：用来检查由于前或后交叉韧带损伤导致的胫骨向前或身后的过度活动。

（2）术肢体位摆放。

（3）疼痛部位、程度、性质及原因。

（4）术肢端感觉、活动、血运情况，评估弹力绷带松紧度。

（5）术肢肌力、膝关节活动度。

（6）外固定支具及拐杖使用是否正确。

（7）对功能锻炼方法、注意事项的了解程度及配合情况。

（8）评估潜在并发症。

三、护理措施

（一）术前护理

1. 全身护理

详见第一章第一节"运动损伤患者术前护理评估及护理措施"。

2. 术前活动

急性损伤期患者患肢活动受限，指导使用拐杖，并给予预防跌倒宣教。

（二）术后护理

1. 一般护理

按骨科手术患者术后护理常规护理。

2. 伤口护理

评估并记录伤口敷料情况，敷料有渗血渗液，应及时更换并保持敷料干洁。伤口如有红肿热痛应告知医生并记录伤口愈合情况。

3. 体位护理

术肢平放于床面，保持伸直、中立位，腘窝下禁忌垫枕。日间可每隔 3 小时将术肢脚踝垫高 15 分钟左右，利于消肿。

4. 疼痛护理

遵医嘱采取多模式联合镇痛；评估患者疼痛情况，若 VAS 评分≥4 分，则报告医生并遵医嘱使用镇痛药物，观察止痛效果。

5. 护理情况记录

评估并记录术肢端感觉、活动、血运等情况，以及弹力绷带松紧度。

6. 冷疗护理

冷疗每天 3 次，每次 20 分钟。

7. 首次下床活动指导

术肢膝关节佩戴支具，经评估患者生命体征正常、双上肢和下肢肌力 4 级以上，指导患者术后体位过渡，先在床上取坐立位，无头晕、恶心等不适后，指导患者坐于床边至少 10 分钟，双腿自然下垂，无不适后再起身站立，预防体位性低血压。先在床边活动，无不适后根据术后负重要求使用拐杖再增大活动范围。

8. 并发症的预防与处理

（1）伤口感染：注意观察局部伤口，如出现红肿，皮温较健侧高，患者主述疼痛明显，同时伴有发热及全身不适，应及时通知医生。

（2）隐神经损伤：评估术肢小腿内侧、足内侧缘皮肤感觉情况，与术前做对比，如有异常及时报告医生处理。

（3）腓总神经损伤：避免术肢长时间外旋，压迫腓骨小头处。术后评估术肢小腿前外侧和足背感觉、活动情况，与术前做对比，如有异常及时报告医生处理。

（4）骨筋膜室综合征：观察弹力绷带松紧度及包扎方式是否正确，评估疼痛部位、性质，用药后有无好转及被动牵拉痛，如有异常及时报告医生处理。

（5）髌上囊血肿：保持膝关节伸直位，避免膝下垫枕、长期久坐或久站。

（6）前交叉韧带松弛或再次断裂：术后2个月内禁止主动伸膝；下床活动时，佩戴膝关节支具，限制膝关节扭转，保护膝关节。

四、术后康复

详见第二章第五节"前交叉韧带损伤患者术后康复"。

五、出院指导

（一）居家日常管理

（1）伤口换药：保持伤口干燥，3~4天换药一次，术后2周拆线复查。

（2）衣着：选择舒适宽松的裤子，避免过紧导致穿脱困难；选择舒适、合脚、穿脱方便（不需要下蹲系鞋带）的鞋子。

（3）穿脱衣服：穿裤子时先穿术侧，再穿健侧；脱时先脱健侧，再脱术侧。

（4）睡眠：术肢腘窝下禁止垫软枕，以防引起下肢血液回流受阻致膝关节肿胀；可选择不垫枕，或脚踝处垫软枕，有利于保持膝关节伸直位；可屈膝自由体位。

（5）饮食：正常饮食，无特殊饮食禁忌；不宜进补；少吃高嘌呤食物，减少发生痛风的风险。

（6）日常活动：术肢禁止做踢腿动作，可被动伸膝，如上床时可用健侧腿帮扶；禁止做跳跃动作；切勿屈膝下蹲拿取物品，必要时寻求他人帮助。

（7）预防术肢肿胀：避免久坐或久站，每1小时至少活动10分钟。坚持做踝泵运动，每小时至少做30组。当发现术肢肿胀时可以将术肢抬高，并冰敷20分钟。

（8）居家口服药物：止痛药物请遵医嘱按时服用，按时服用止痛效果更好。

（9）安全：预防跌倒，警惕地面湿滑；家中厨房、洗手间、阳台积水应立即清理；清理地面杂物，保持走廊通道宽敞；勿去人群密集场所，避免拥挤碰撞。

(二) 出院后治疗计划

术后2周门诊复诊，由医生或康复师评估患者伤口愈合及功能恢复情况，并指导患者进行下一阶段康复锻炼。

(三) 患者要知晓紧急就医的异常情况

（1）伤口异常：当伤口出现红肿热痛时要立即就医。

（2）疼痛异常：若有突发、持续强烈的锐痛应当立即口服止痛药，尽快前往医院由主管医生评估及处理。

六、护理评价

（1）疼痛评分在2分及以下。

（2）患者能复述前交叉韧带重建术后功能锻炼方法及禁忌动作，可正确使用拐杖及膝关节支具。

（3）能够配合医护人员进行康复锻炼。

（4）未出现并发症。

（张嘉敏　李劼若　张翠文）

第八节　后交叉韧带损伤手术患者护理

一、概述

膝关节后交叉韧带（Posterior Cruciate Ligament，PCL）起自股骨内侧髁的外侧面，向后外方走行，止于胫骨髁间棘后部。膝关节后交叉韧带呈两端粗大、中间细小的沙漏状结构，其平均长度为38mm，最窄处的平均宽度为11mm。膝关节后交叉韧带是限制胫骨后移的一级稳定结构。膝关节后交叉韧带损伤是一种高能量伤，如交通伤中急刹车损伤、重物砸伤、高处坠落等，胫骨前方受到向后的暴力打击，常合并膝关节其他韧带结构，如后外复合体等的损伤，常伴有膝关节不稳定症状。

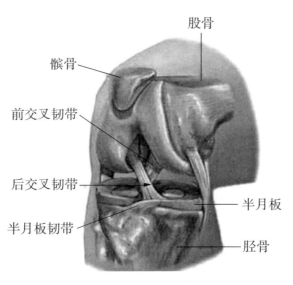

图1-11　后交叉韧带解剖示意图

二、护理评估

(一) 术前评估

1. 全身情况评估

详见第一章第一节"运动损伤患者术前护理评估及护理措施"。

2. 专科评估

(1) 有无外伤史,受伤的原因、时间。

(2) 急性期患者评估其患膝疼痛情况、肿胀程度、关节活动度、患肢肌力,局部皮温、有无皮肤破损或出血等;慢性期患者还需评估有无膝关节不稳、弹响、交锁等继发性损伤症状。

(3) 体格检查:后向 Lachman 试验及后抽屉试验①。

(4) 辅助检查情况。

了解膝关节 X 线摄片和/或核磁共振检查、心电图及胸片的情况。

(二) 术后评估

1. 一般情况评估

详见第一章第二节"运动损伤患者术后护理评估及护理措施"。

2. 专科评估

(1) 伤口敷料及伤口愈合情况,伤口有无红肿热痛。

---

① 后抽屉试验:用于后交叉韧带的检查。

（2）术肢体位摆放。

（3）疼痛部位、程度、性质及原因。

（4）术肢端感觉、活动、血运情况，评估弹力绷带松紧度。

（5）术肢肌力、膝关节活动度。

（6）外固定支具及拐杖使用是否正确。

（7）对功能锻炼方法、注意事项的了解程度及配合情况。

（8）评估潜在并发症。

三、护理措施

（一）术前护理

1. 全身护理

详见第一章第一节"运动损伤患者术前护理评估及护理措施"。

2. 术前活动

急性损伤期患者患肢活动受限，指导使用拐杖，并给予预防跌倒宣教。

（二）术后护理

1. 一般护理

详见第一章第二节"运动损伤患者术后护理评估及护理措施"。

2. 伤口护理

评估并记录伤口敷料情况，敷料有渗血渗液，应及时更换并保持敷料干洁。伤口如有红肿热痛应告知医生并记录伤口愈合情况。

3. 体位护理

术肢使用膝关节支具予以外固定，术后早期要限制膝关节屈曲，因此除了进行康复锻炼外，其他时间支具卡盘角度均调为0°。为限制胫骨后移，将毛巾卷成直径为 3 ~ 5cm 的毛巾卷，垫塞在膝关节支具内小腿中上段。术后术肢平放于床面，可使用后交叉韧带损伤患者专用拱形垫枕垫在术肢小腿中上段下方。

4. 疼痛护理

遵医嘱采取多模式联合镇痛；评估患者疼痛情况，若 VAS 评分≥4 分，则报告医生并遵医嘱使用镇痛药物，观察止痛效果。

5. 护理情况记录

评估并记录术肢端感觉、活动、血运等情况，以及弹力绷带松紧度。

6. 冷疗护理

冷疗每天 3 次，每次 20 分钟。

7. 首次下床活动指导

术肢膝关节佩戴支具且支具内垫塞有毛巾卷，经评估患者生命体征正常、双上肢和下肢肌力 4 级以上，指导患者术后体位过渡，先在床上取坐立位，无头晕、恶心等不适后，指导患者坐于床边至少 10 分钟，双腿自然下垂，无不适后再起身站立，预防体位性低血压。先在床边活动，无不适后使用拐杖再增大活动范围。

8. 并发症的预防与处理

（1）伤口感染：注意观察局部伤口，如出现红肿，皮温较健侧高，患者主述疼痛明显，同时伴有发热及全身不适，应及时通知医生。

（2）隐神经损伤：评估术肢小腿内侧、足内侧缘皮肤感觉情况，与术前做对比，如有异常及时报告医生处理。

（3）腓总神经损伤：避免术肢长时间外旋，压迫腓骨小头处。术后评估术肢小腿前外侧和足背感觉、活动情况，与术前做对比，如有异常及时报告医生处理。

（4）骨筋膜室综合征：观察弹力绷带松紧度及包扎方式是否正确，评估疼痛部位、性质，用药后有无好转及被动牵拉痛，如有异常及时报告医生处理。

（5）后交叉韧带松弛或再次断裂：术后5个月内不可主动屈膝；下床活动时，佩戴膝关节支具，限制旋转和主动屈膝，保护膝关节。

（6）股四头肌萎缩：由于术后早期伸膝受限制，所以存在股四头肌失用性萎缩的风险。评估双下肢大腿周径并做对比，指导并鼓励患者行股四头肌等长收缩及直腿抬高练习，锻炼肌肉力量，预防萎缩。

四、术后康复

详见第二章第六节"后交叉韧带损伤患者术后康复"。

五、出院指导

(一) 居家日常管理

（1）伤口换药：保持伤口干燥，3～4天换药一次，术后2

周拆线复查。

（2）衣着：选择舒适宽松的裤子，避免过紧导致穿脱困难；选择舒适、合脚、穿脱方便（不需要下蹲系鞋带）的鞋子。

（3）穿脱衣服：穿裤子时先穿术侧，再穿健侧；脱时先脱健侧，再脱术侧。

（4）睡眠：可佩戴有后托的支具固定，防止胫骨因重力作用后移。

（5）饮食：正常饮食，无特殊饮食禁忌；不宜进补；少吃高嘌呤食物，减少发生痛风的风险。

（6）日常活动：需佩戴膝关节支具 2～3 月，8 周内不可主动屈膝，半年内避免剧烈活动，1 年后可恢复运动。

（7）预防术肢肿胀：避免久坐或久站，每 1 小时至少活动 10 分钟。坚持做踝泵运动，每小时至少做 30 组。当发现术肢肿胀时可以将术肢抬高，并冰敷 20 分钟。

（8）居家口服药物：止痛药物请遵医嘱按时服用，按时服用止痛效果更好。

（9）安全：预防跌倒，警惕地面湿滑；家中厨房、洗手间、阳台积水应立即清理；清理地面杂物，保持走廊通道宽敞；勿去人群密集场所，避免拥挤碰撞。

（二）出院后治疗计划

术后 2 周门诊复诊，由医生或康复师评估患者伤口愈合及功能恢复情况，并指导患者进行下一阶段康复锻炼。

六、护理评价

（1）疼痛评分在 2 分及以下。

（2）患者能复述后交叉韧带重建术后功能锻炼方法及禁忌动作，可正确使用拐杖及膝关节支具。

（3）能够配合医护人员进行康复锻炼。

（4）未出现并发症。

（王晓燕　张翠文　郑小飞）

第九节　距腓前韧带损伤手术患者护理

一、概述

距腓前韧带（Anterior Talofibular Ligament，ATFL）是踝关节外侧副韧带三束中防止踝关节内翻、维持踝关节外侧稳定性的最主要解剖结构，也是最薄弱的一束。距腓前韧带损伤是指距腓前韧带纤维的破裂，发生部位多沿前外踝至外侧关节面前方附着处，是导致踝关节不稳的最常见的踝部损伤。保守治疗包括物理治疗、本体感觉及腓骨肌肌力训练等，但仍有 20%～40% 的患者可能发展为慢性踝关节外侧不稳定，表现为反复出现踝关节扭伤、打软腿、关节松弛等，极大地影响患者身心健康和生活质量。手术治疗方法主要为距腓前韧带的修复和重建术，关节镜下距腓前韧带修复手术可一期处理踝关节内病变，手术创伤小、恢复快、效果可靠，已经成为治疗踝关节不稳的主要方法。

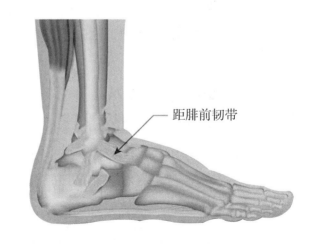

图 1-12　距腓前韧带解剖示意图

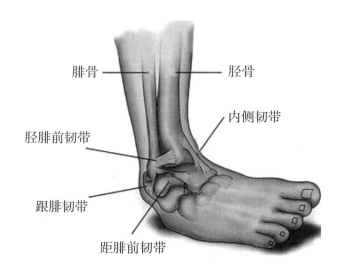

腓骨　　　　　　　　　胫骨

内侧韧带

胫腓前韧带

跟腓韧带

距腓前韧带

图 1 - 13　距腓前韧带示意图

二、护理评估

(一) 术前评估

1. 全身情况评估

详见第一章第一节 "运动损伤患者术前护理评估及护理措施"。

2. 专科评估

(1) 症状和体征。

① 有无外伤史或反复踝关节扭伤史。

② 患肢踝关节活动情况，关节是否松弛不稳定、是否有错动感。

③ 患肢踝关节肿胀程度，疼痛程度、性质和部位。

(2) 辅助检查情况。

了解踝关节 X 线摄片、CT 或核磁共振检查的情况。

（二）术后评估

1. 一般情况评估

详见第一章第二节"运动损伤患者术后护理评估及护理措施"。

2. 专科评估

（1）伤口敷料及伤口愈合情况。

（2）术肢体位摆放。

（3）疼痛部位、程度、性质及原因。

（4）术肢端感觉、活动、血运情况，评估石膏托松紧度。

（5）拐杖使用是否正确。

（6）对功能锻炼方法、注意事项的了解程度及配合情况。

（7）评估潜在并发症。

三、护理措施

（一）术前护理

1. 全身护理

详见第一章第一节"运动损伤患者术前护理评估及护理措施"。

2. 术前活动

急性损伤期患者患肢活动受限，指导使用拐杖，并给予预防跌倒宣教。

（二）术后护理

1. 一般护理

详见第一章第二节"运动损伤患者术后护理评估及护理措施"。

2. 伤口护理

评估并记录伤口敷料情况，敷料有渗血渗液，应及时更换并保持敷料干洁。伤口如有红肿热痛应告知医生并记录伤口愈合情况。

3. 体位护理

术肢踝关节予以石膏托或支具固定于踝关节中立位，使用抬高枕抬高术肢。

4. 疼痛护理

遵医嘱采取多模式联合镇痛；评估患者疼痛情况，若 VAS 评分≥4 分，则报告医生并遵医嘱使用镇痛药物，也可联合应用冷疗，观察止痛效果。

5. 护理情况记录

评估并记录术肢端感觉、活动、血运等情况；评估石膏托松紧度，重视患者主诉，根据评估结果及时调整松紧度。

6. 冷疗护理

冷疗每天 3 次，每次 20 分钟。

7. 并发症的预防与处理

（1）骨筋膜室综合征：观察患肢血运感觉、足动脉搏动、皮温、毛细血管充盈度情况；观察患侧肢体肿胀情况、有无明显麻木感和被动牵拉疼痛，尽量抬高术侧肢体，有助于血液回流减轻肢体肿胀，鼓励患者进行术肢肌肉收缩训练。

（2）感染：观察术后患者体温及伤口情况，保持伤口敷料干洁，遵医嘱正确使用抗生素。避免与有感染的病人接触，防止交叉感染。适当补充营养，提高免疫力。

（3）踝关节僵硬：术后早期可行股四头肌、小腿肌肉收缩活动及足趾屈伸活动。

四、术后康复

详见第二章第七节"距腓前韧带损伤患者术后康复"。

五、出院指导

（1）出院后治疗计划：术后2周门诊复诊，由医生或康复师评估患者伤口愈合及功能恢复情况，并指导患者进行下一阶段康复锻炼。

（2）患者要知晓紧急就医的异常情况：当伤口出现红肿热痛时要立即就医。

六、护理评价

（1）疼痛评分在2分及以下。

（2）患者能复述术后功能锻炼方法及禁忌动作，可正确使用拐杖及支具。

（3）能够配合医护人员进行康复锻炼。

（4）未出现并发症。

（胥亚丽　侯辉歌　张　红）

第二章　运动损伤患者术后康复

第一节　肩袖损伤患者术后康复

一、肩袖损伤患者术后康复锻炼方法

（1）呼吸训练：卧位腹式呼吸，嘱患者深呼吸5～10次，放松全身肌肉。

（2）肩胛骨内收训练：患者取平卧位，双侧肩胛骨内收，挺胸，再缓慢放松；患者取坐位，坐在有靠背的椅子上（见图2-1）；双侧肩胛骨内收，躯干紧贴椅子靠背，身体稳定后，头往后仰至个人能耐受极限（见图2-2、图2-3），维持5秒后，放松，坐直。

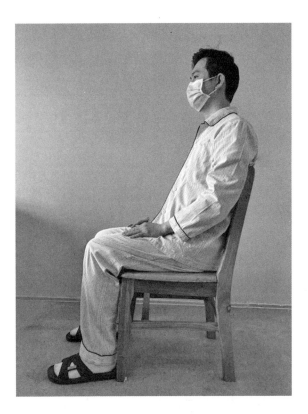

图2-1　坐位肩胛骨内收练习1

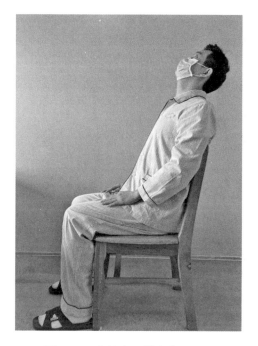

图 2 - 2　坐位肩胛骨内收练习 2

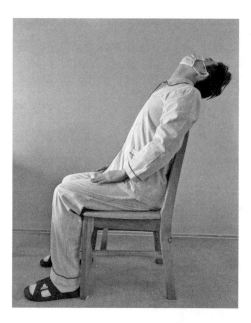

图 2 - 3　坐位肩胛骨内收练习 3

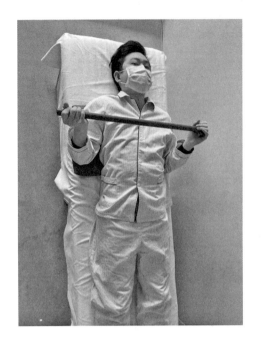

图2-4　仰卧位肩关节外旋练习1

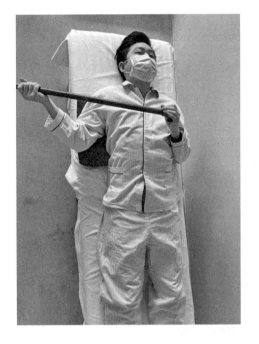

图2-5　仰卧位肩关节外旋练习2

（3）肩关节外旋：患者取平卧位，术肢肩下垫小枕，双手卧杆，双侧上肢屈肘90°（见图2-4），健侧手臂发力推杆，将术肢往外上方向推（见图2-5）；感觉手术部位疼痛时，暂停，深呼吸；待疼痛缓解后继续推，至最大外旋角度后，暂停，深呼吸；疼痛缓解后，术肢缓慢返回中立位。

（4）肩关节前屈：坐于床前，双上肢放于床面，掌心向下搭在圆枕上（见图2-6），上身前倾，低头，用身体的力量将手掌向前滑，健侧手将圆枕向前滚动，术侧手顺势向前（见图2-7），做双上肢前屈，至个人能耐受最大角度时暂停5秒（见图2-8），然后缓慢抬起上身，双手慢慢滑回来。

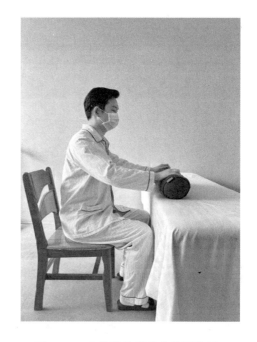

图2-6　坐位被动肩关节前屈练习1

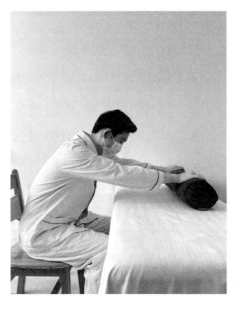

图2-7　坐位被动肩关节前屈练习2

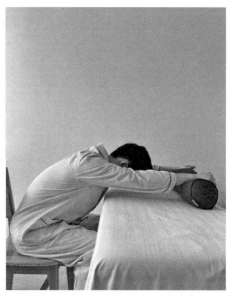

图2-8　坐位被动肩关节前屈练习3

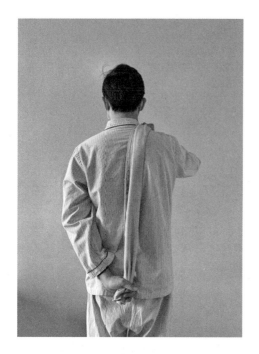

图 2 - 9　站立位被动肩关节内旋练习 1

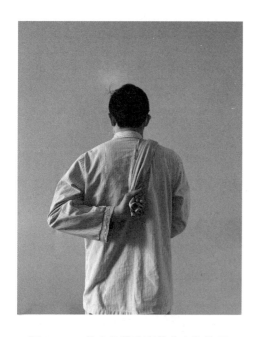

图 2 - 10　站立位被动肩关节内旋练习 2

（5）肩关节内旋：术侧肩关节内旋将手背于腰部，健侧手拿毛巾拉术侧手（见图 2 - 9），将术侧手缓慢向上拉至个人能耐受最高位置（见图 2 - 10），暂停 3 ~ 5 秒，再将术侧手缓慢放下。

（6）体态训练：站立位，靠墙面，双侧肩胛骨内收、挺胸，注意脚跟、肩部、头均靠墙面。肩胛骨内收坚持 5 ~ 10 秒后放松。

（7）肩关节钟摆运动：站立位，健侧手扶床面或者桌面等稳定物品，弯腰，术侧上肢自然下垂（见图2-11）；晃动上身，用身体的力量带动术侧上肢/手臂做画圈或钟摆动作。

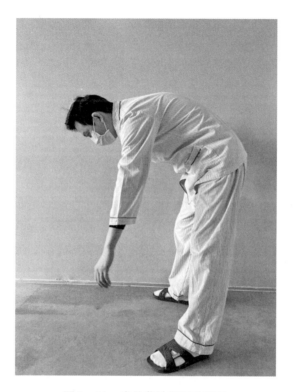

图2-11　肩关节钟摆运动练习

二、注意事项

（1）以上肩关节功能锻炼方法每一项均以做10次为1组，每天练习3组。

（2）肩关节功能锻炼求质不求量，每个动作均按照标准要求做好，数量达到第一点中的要求即可。

（3）巨大肩袖损伤患者术后早期术肢予肩关节外展支具保护

制动，不进行功能锻炼。待出院后门诊复诊，由康复师根据患者恢复情况指导患者进行功能锻炼。

（4）每次锻炼后手术部位冰敷 20 分钟，缓解疼痛。

（张翠文）

第二节　髋臼盂唇损伤患者术后康复

一、术后尽早开始康复锻练

手术当天双下肢感觉、活动恢复后即可进行踝泵运动、股四头肌等长收缩锻炼，以不感到疼痛和疲劳为宜；术后早期不宜做术肢直腿抬高。术后第 1 天，指导患者使用拐杖下床活动，并予步态训练。

二、髋臼盂唇损伤患者术后康复锻炼方法

（1）主动伸膝练习：坐于床边（见图 2 - 12），将术肢小腿缓慢抬高，术肢膝关节伸直后保持 10 秒（见图 2 - 13），再缓慢放下，10 个动作 1 组，每日3 组。

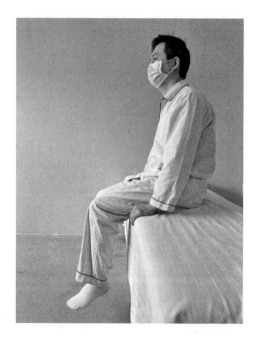

图 2 - 12　坐位主动伸膝练习 1

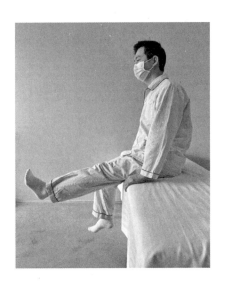

图2-13　坐位主动伸膝练习2

　　(2) 主动屈髋练习：坐于床边，双腿垂于床边（见图2-14），将术肢大腿抬离床面，尽最大力量维持10秒（见图2-15），然后放松，10个动作1组，每日3组。

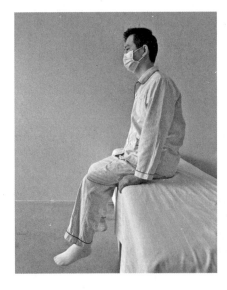 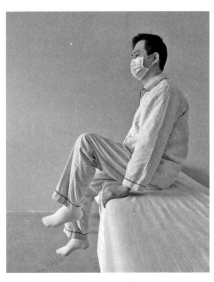

图2-14　坐位主动屈髋练习1　　　　图2-15　坐位主动屈髋练习2

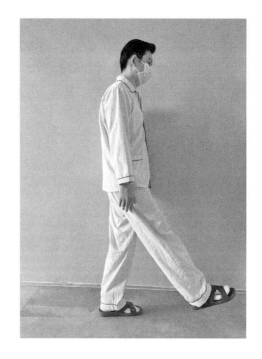

图 2 - 16　站立位向前抬腿练习（侧面观）

（3）站立抬腿一：患者健侧腿单脚站立，术肢膝关节伸直，踝关节背屈，将术肢向正前方抬高 30°（见图 2 - 16），保持 10 秒，再缓慢放下，10 个动作 1 组，每日 3 组。

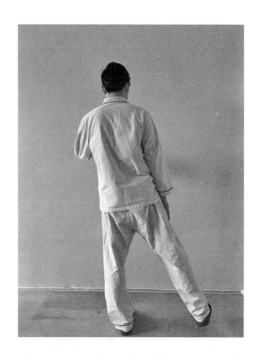

图 2 - 17　站立位向外抬腿练习（背面观）

（4）站立抬腿二：患者健侧腿单脚站立，术肢膝关节伸直，踝关节背屈，将术肢外展 30°（见图 2 - 17），保持 10 秒，再缓慢放下，10 个动作 1 组，每日 3 组。

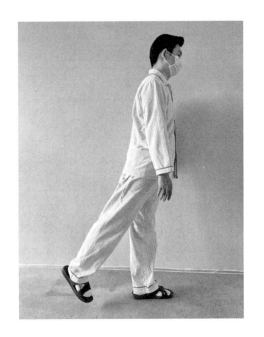

图 2-18　站立位向后抬腿练习（侧面观）

（5）站立抬腿三：患者健侧腿单脚站立，术肢膝关节伸直，踝关节背屈，将术肢后伸 30°（见图 2-18），保持 10 秒，再缓慢放下，10 个动作 1 组，每日 3 组。

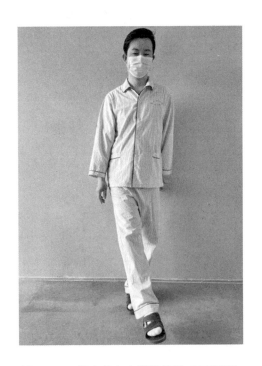

图 2-19　站立位向内抬腿练习（正面观）

（6）站立抬腿四：患者健侧腿单脚站立，术肢膝关节伸直，踝关节背屈，将术肢向内收（见图 2-19），保持 10 秒，再缓慢放下，10 个动作 1 组，每日 3 组。

（7）足跟滑动训练：仰卧位（见图 2 - 20），患侧腿屈膝，主动用力使足跟缓慢匀速向臀部滑动（见图 2 - 21），到屈膝最大限度后保持 10 秒（见图 2 - 22），然后放松回到原位，10 个动作 1 组，每日 3 组。

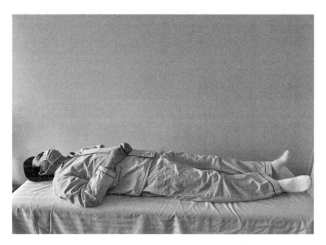

图 2 - 20　足跟滑动训练 1

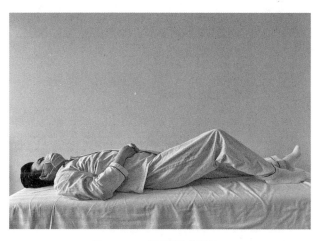

图 2 - 21　足跟滑动训练 2

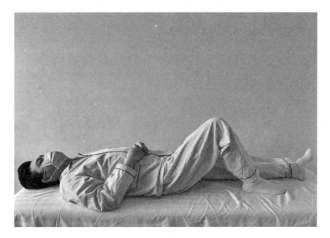

图 2 - 22 足跟滑动训练 3

（8）小腿肌肉训练一：坐于床上，术肢膝关节伸直，在脚掌上穿过一个弹力圈，用手将弹力圈往身体方向拉，同时脚背用力往下压做跖屈动作对抗拉力（见图 2 - 23），至最大限度后保持10 秒后再放松，10 个动作 1 组，每日 3 组。

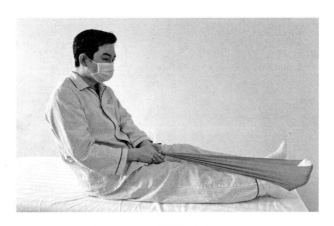

图 2 - 23 小腿肌肉训练 1

（9）小腿肌肉训练二：将弹力圈固定在床边任意物体上，患者坐在床上，术肢膝关节伸直，脚掌穿过弹力圈并使得弹力圈处于绷紧状态（患者需自行调整位置以确保弹力圈绷紧），然后脚掌用力背屈，注意大腿不要离开床面，小腿微微抬离床面使得膝盖完全伸直（见图 2 - 24），维持 10 秒后再放松，10 个动作 1组，每日 3 组。

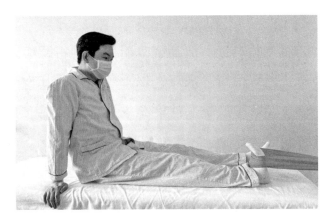

图 2 - 24　小腿肌肉训练 2

三、注意事项

术后 1 ~ 3 周应限制髋关节活动范围，屈曲不超过 90°，外展和外旋不超过 30°，内旋不超过 20°，避免主动开链髋屈肌激活运动。髋关节镜术后初期使用冰敷控制肿胀，减少疼痛和关节痉挛，避免深蹲、直腿抬高、长时间坐位动作引起髋屈肌痉挛。

（滕　强）

第三节　臀肌挛缩症患者术后康复

一、术后尽早开始康复锻炼

手术当天双下肢感觉、活动恢复后即可进行踝泵运动、股四头肌等长收缩、直腿抬高等锻炼，以不感到疼痛和疲劳为宜；术后第 1 天，指导患者进行康复锻炼及步态训练。

二、臀肌挛缩症患者术后康复锻炼方法

（1）平卧位髋关节内收练习：取仰卧位，屈髋屈膝，脚掌平放于床面，做跷二郎腿动作（见图 2 - 25、图2 - 26），维持 5 ~ 10 秒后，双腿交替继续做跷二郎腿动作。

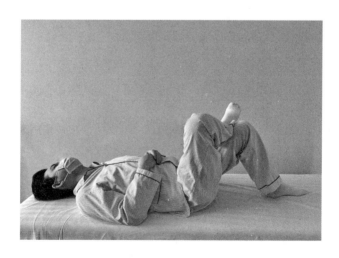

图 2 - 25　平卧位髋关节内收练习（侧面观）

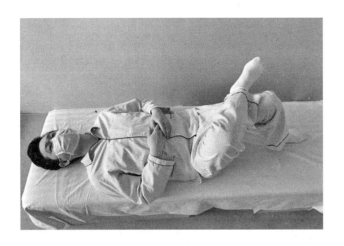

图 2 – 26　平卧位髋关节内收练习（正面观）

（2）坐位髋关节内收练习：坐于椅子上，做跷二郎腿动作（见图 2 – 27），维持 5 ~ 10 秒后，双腿交替做跷二郎腿动作。

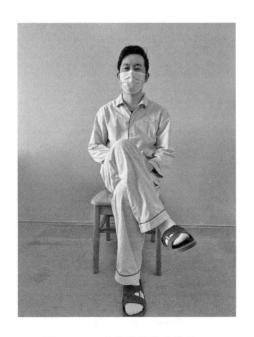

图 2 – 27　坐位髋关节内收练习

（3）屈髋练习：极度屈膝，双手抱住一侧小腿将大腿尽量往胸前靠拢（见图2-28），至最大限度维持10秒后放松；双腿交替进行，做屈髋练习。

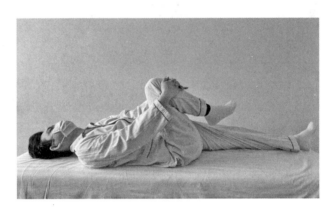

图2-28　屈髋练习

（4）坐位体前屈：坐于床上，膝关节尽量伸直，上身躯干前倾，伸肘，手指触摸脚趾（见图2-29），至最大限度维持10秒后放松。

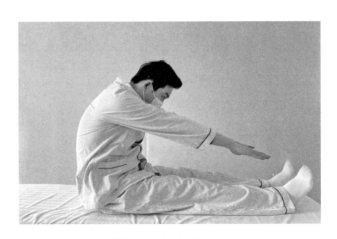

图2-29　坐位体前屈

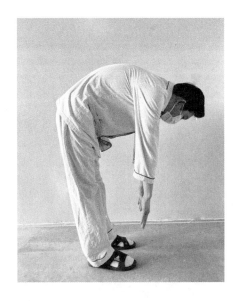

（5）站立拉伸练习：站立于床旁，伸直膝关节、弯腰、手指触脚背（见图2－30），至最大限度维持10秒后放松。

以上每个动作每次锻炼时做10组，每天至少练习3次。

图2－30　站立拉伸练习

（6）一字步行走练习：前脚、后脚方向成一条直线，向前行走（见图2－31、图2－32）；行走过程中注意安全，防止跌倒。

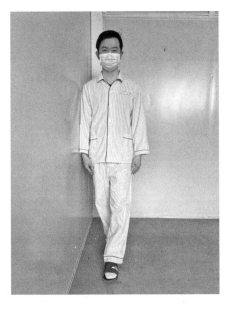

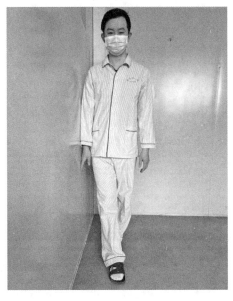

图2－31　一字步行走练习1　　　　图2－32　一字步行走练习2

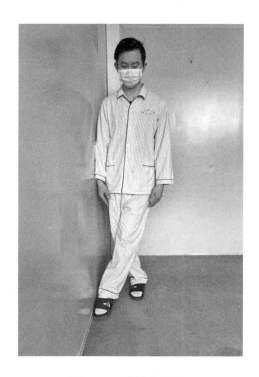

图 2 - 33　交叉步练习 1

（7）交叉步行走练习：前脚、后脚交叉，向前行走（见图 2 - 33、图 2 - 34）；行走过程中注意安全，防止跌倒。

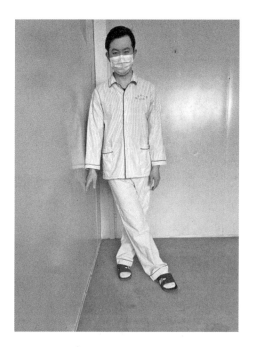

图 2 - 34　交叉步练习 2

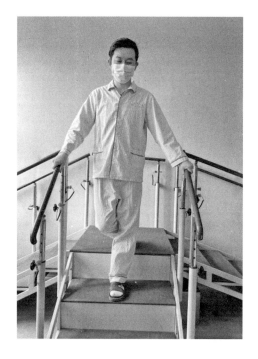

图 2 - 35　一字步上下楼梯练习（正面观）

（8）一字步上下楼梯练习：上楼梯与下楼梯过程中，前脚、后脚方向成一条直线（见图 2 - 35、图 2 - 36）；练习时扶好扶手，注意安全。

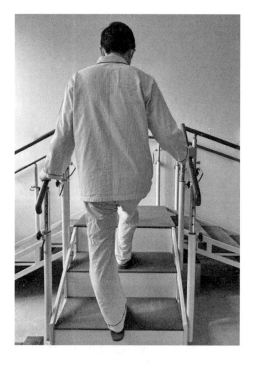

图 2 - 36　一字步上下楼梯练习（背面观）

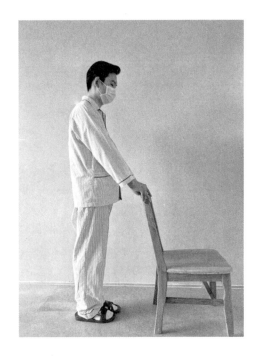

图 2-37　双手扶固定物

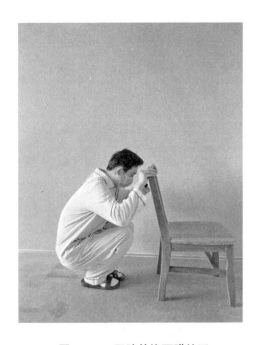

图 2-38　双膝并拢下蹲练习

（9）双膝并拢下蹲练习：双足、双膝并拢，双手扶固定物（见图 2-37），做下蹲动作（见图 2-38），下蹲过程中注意双膝尽量并拢；蹲下后，停留 3～5 秒，再缓慢站立，站立过程中注意双膝尽量并拢。练习时注意安全，手扶的固定物要稳固，防止跌倒。术后早期练习该动作时要严格遵守医生或康复师的要求，预防伤口出血。

（10）步态调整：可以选择在镜子前走路，或录下自己走路的视频反复观看，尽量使得步态自然。

三、注意事项

术后早期进行康复锻炼和步态调整时，注意保持身体平衡，预防跌倒。

（王华军　付子贤）

第四节 半月板损伤患者术后康复

一、术后尽早开始康复锻炼

手术当天双下肢感觉、活动恢复后即可进行踝泵运动、股四头肌等长收缩锻炼，以不感到疼痛和疲劳为宜；术后第 1 天，指导患者使用拐杖下床活动，并予步态训练。

二、半月板损伤患者术后康复锻炼方法

（1）主动伸膝练习：坐于床边（见图 2 - 39），将术肢小腿缓慢抬高，术肢膝关节伸直后保持 10 秒（见图 2 - 40），再缓慢放下，10 个动作 1 组，每日 3 组。

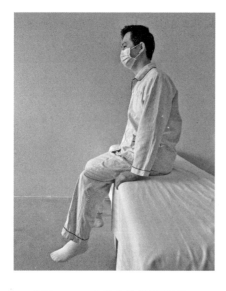 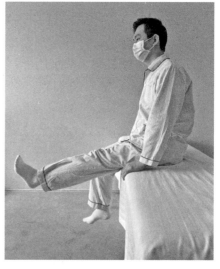

图 2 - 39　坐位主动伸膝练习 1　　　图 2 - 40　坐位主动伸膝练习 2

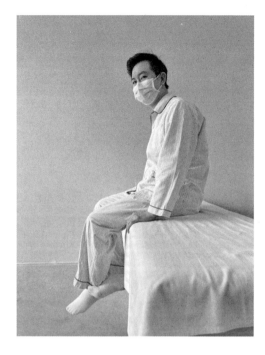

图 2 - 41　坐位被动伸膝练习 1

（2）被动伸膝练习：坐于床边，将健侧腿放在术肢足跟下（见图 2 - 41），缓慢将术肢抬起，术肢膝关节伸直后保持 10 秒（见图 2 - 42），再缓慢放下，10 个动作 1 组，每日 3 组。

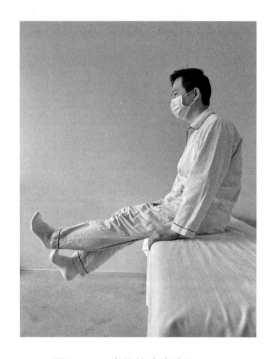

图 2 - 42　坐位被动伸膝练习 2

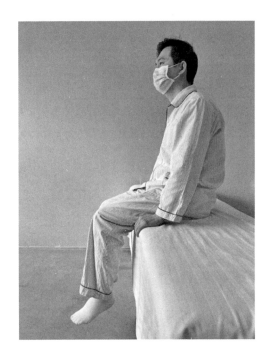

图 2-43　坐位主动屈膝练习 1

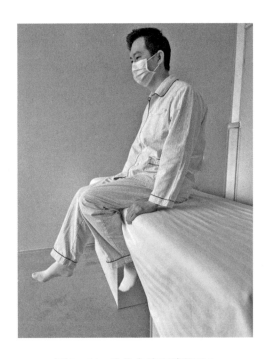

图 2-44　坐位主动屈膝练习 2

（3）主动屈膝练习：坐于床边（见图 2-43），术肢主动屈膝，直至感到疼痛或无法继续屈膝时，保持 10 秒（见图 2-44），再缓慢回到自然坐位，10个动作 1 组，每日 3 组。

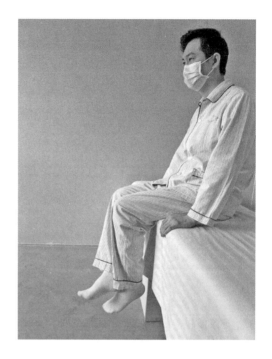

图 2 - 45　坐位被动屈膝练习 1

（4）被动屈膝练习一：坐于床边，将健侧腿置于术肢脚背侧（见图 2 - 45），健侧腿用力使术肢被动屈膝，直至感到疼痛或无法继续屈膝时（见图 2 - 46），保持 10 秒，再缓慢回到自然坐位，10 个动作 1 组，每日 3 组。

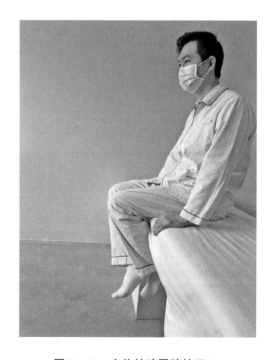

图 2 - 46　坐位被动屈膝练习 2

（5）被动屈膝练习二：坐于床上，健侧腿伸直，术肢自然屈髋屈膝，用手将术侧腿往身体躯干侧回抱以增加屈膝角度，直至感到疼痛或无法继续屈膝时（见图 2 - 47），保持 10 秒，再缓慢回到自然坐位，10 个动作 1 组，每日 3 组。

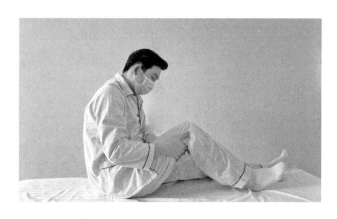

图 2 - 47　坐位被动屈膝练习 3

（6）直腿抬高练习一：仰卧位，术肢膝关节伸直，踝关节背屈（见图 2 - 48），将术肢抬高到 45°（见图 2 - 49），保持 10 秒，再缓慢放下，10 个动作 1 组，每日 3 组。

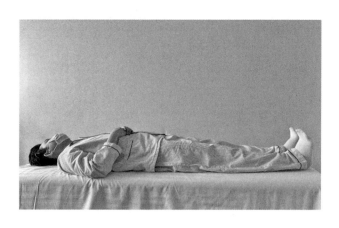

图 2 - 48　仰卧位直腿抬高练习 1

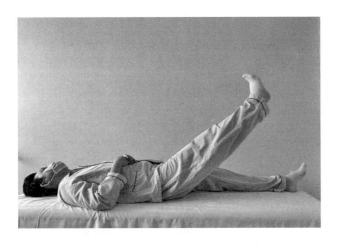

图 2 - 49　仰卧位直腿抬高练习 2

（7）直腿抬高练习二：健侧卧位，术肢膝关节伸直，踝关节背屈（见图 2 - 50），将术肢抬高到 45°（见图 2 - 51），保持 10 秒，再缓慢放下，10 个动作 1 组，每日 3 组。

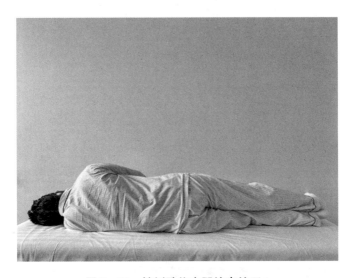

图 2 - 50　健侧卧位直腿抬高练习 1

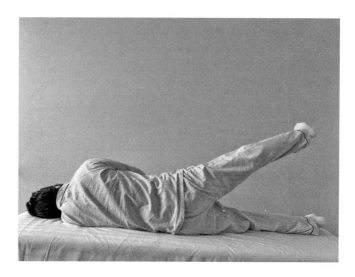

图 2-51　健侧卧位直腿抬高练习 2

（8）直腿抬高练习三：患侧卧位，健侧腿弯曲，将脚置于术肢大腿前方，术肢膝关节伸直，踝关节背屈（见图 2-52），将术肢抬离床面（见图 2-53），保持 10 秒，再缓慢放下，10 个动作 1 组，每日 3 组。

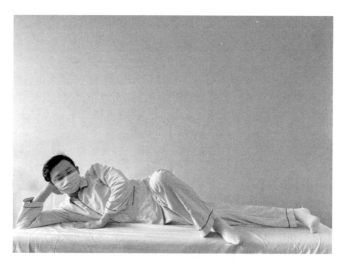

图 2-52　患侧卧位直腿抬高练习 1

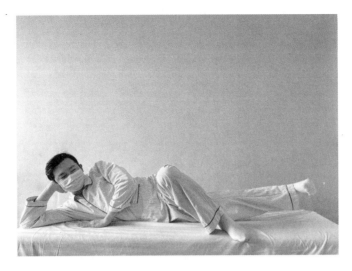

图2-53　患侧卧位直腿抬高练习2

（9）直腿抬高练习四：俯卧位，术肢膝关节伸直，踝关节背屈（见图2-54），将术肢抬高到45°（见图2-55），保持10秒，再缓慢放下，10个动作1组，每日3组。

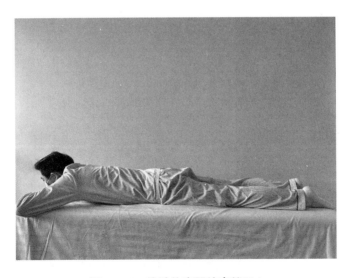

图2-54　俯卧位直腿抬高练习1

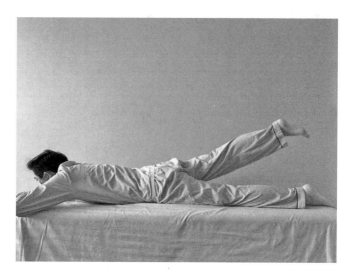

图 2-55　俯卧位直腿抬高练习2

（10）蚌式练习：健侧卧位，双下肢同时屈膝至90°，双足跟并拢（见图2-56），两膝分开做髋关节外展动作（见图2-57），保持10秒，再缓慢放下。10个动作1组，每日3组。

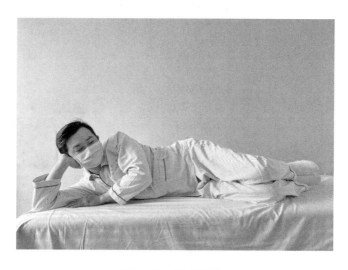

图 2-56　蚌式练习1

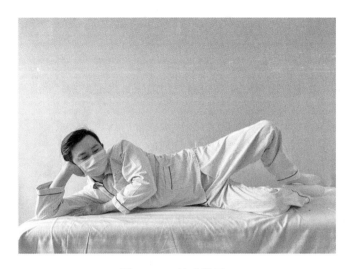

图 2-57 蚌式练习 2

三、注意事项

每次功能锻炼后冰敷术肢膝关节 20 分钟。

（黄志宇）

第五节　前交叉韧带损伤患者术后康复

一、术后尽早开始康复锻炼

手术当天双下肢感觉、活动恢复后即可进行踝泵运动、股四头肌等长收缩、直腿抬高等锻炼，以不感到疼痛和疲劳为宜；术后第 1 天，指导患者佩戴膝关节支具、使用拐杖下床活动，并予以步态训练。

二、术后第一阶段功能锻炼

从术后第 1 天起进入术后康复第一阶段（术后 0 ~ 2 周），其目标为初步恢复关节活动范围，控制术肢肿胀和疼痛，逐渐激活股四头肌，防止萎缩。

（1）被动伸膝练习：坐于床边，将健侧腿放在术肢脚跟下（见图 2 - 58），借助健侧腿力量，缓慢将术肢抬起，至术肢膝关节伸直后保持 10 秒（见图 2 - 59），再缓慢放下。10 个动作 1 组，每日 3 组。

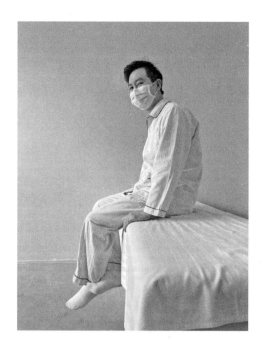

图 2 - 58　坐位被动伸膝练习 1

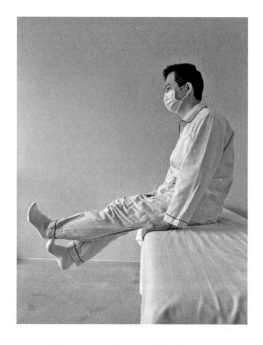

图 2 - 59　坐位被动伸膝练习 2

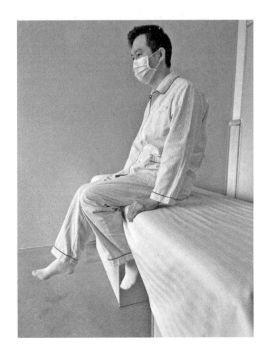

图 2 - 60　坐位主动屈膝练习

（2）主动屈膝练习：坐于床边，术肢主动屈膝，直至感到疼痛或无法继续屈膝时（见图 2 - 60），保持 10 秒，再缓慢回到自然坐位。10 个动作 1 组，每日 3 组。

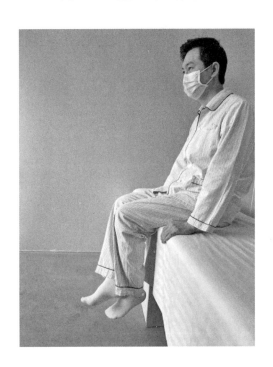

图 2 - 61　坐位被动屈膝练习 1

（3）被动屈膝练习：坐于床边，将健侧腿置于术肢脚背侧（见图 2 - 61），健侧腿用力使术肢被动屈膝，直至感到疼痛或无法继续屈膝时（见图 2 - 62），保持 10 秒，再缓慢回到自然坐位。10 个动作 1 组，每日 3 组。

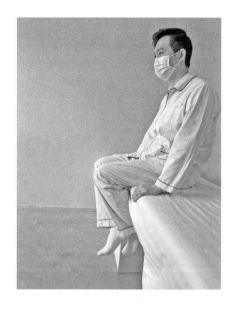

图 2 - 62　坐位被动屈膝练习 2

（4）坐位屈膝练习：坐于床上，健侧腿伸直，术肢自然屈髋屈膝，用手抱住术侧小腿将术侧腿往胸前靠拢（见图 2 - 63），使得屈膝角度增加，直至感到疼痛或无法继续屈膝时，保持 10 秒，再缓慢回到自然坐位。10 个动作 1 组，每日 3 组。

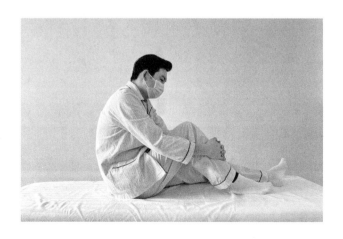

图 2 - 63　坐位屈膝练习

（5）直腿抬高练习一：仰卧位，术肢膝关节伸直，踝关节背屈（见图2－64），将术肢抬高到45°（见图2－65），保持10秒，再缓慢放下。10个动作1组，每日3组。

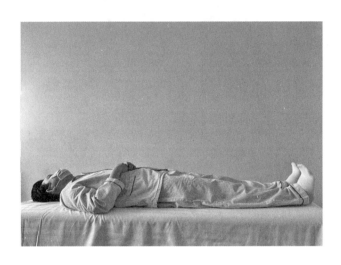

图2－64　仰卧位直腿抬高练习1

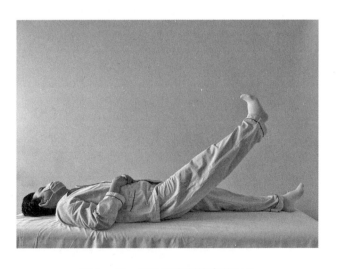

图2－65　仰卧位直腿抬高练习2

（6）直腿抬高练习二：健侧卧位，术肢膝关节伸直，踝关节背屈（见图 2－66），将术肢抬高到 45°（见图 2－67），保持 10 秒，再缓慢放下。10 个动作 1 组，每日 3 组。

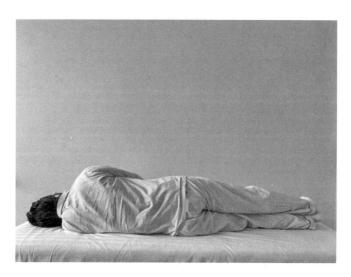

图 2－66　健侧卧位直腿抬高练习 1

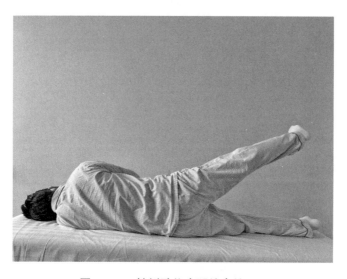

图 2－67　健侧卧位直腿抬高练习 2

（7）直腿抬高练习三：患侧卧位，健侧腿弯曲，将脚置于术肢大腿前方，术肢膝关节伸直，踝关节背屈（见图2-68），将术肢抬离床面至最大限度（见图2-69），保持10秒，再缓慢放下。10个动作1组，每日3组。

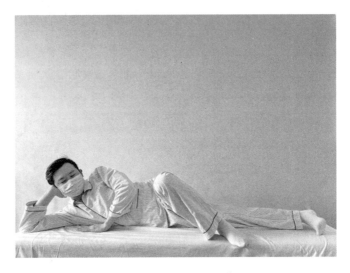

图2-68　患侧卧位直腿抬高练习1

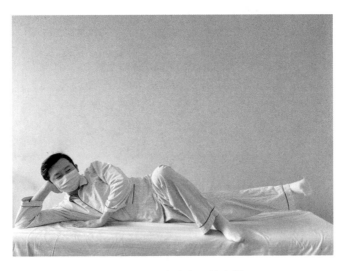

图2-69　患侧卧位直腿抬高练习2

（8）蚌式练习：健侧卧位，双下肢膝关节同时屈曲至60°左右，双足跟并拢（见图2-70），两膝关节分开做术侧髋关节外展动作（见图2-71），保持10秒，再缓慢放下。10个动作1组，每日3组。

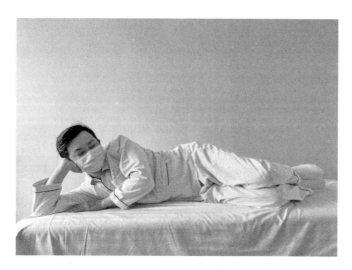

图2-70 蚌式练习1

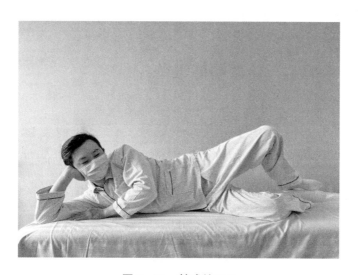

图2-71 蚌式练习2

（9）以上所有功能锻炼动作练习完毕后，将术肢脚跟垫高至高于心脏，有利于消肿。取冰袋置于手术部位冰敷20分钟，同时大腿股四头肌用力收缩，将术肢膝盖往下压。

三、注意事项

术后3个月内不宜做主动伸膝动作。

四、术后第二阶段功能锻炼

通常从术后第2周起至术后3个月进入术后康复第二阶段，该阶段康复目标为恢复肌肉力量、加强本体感觉训练。术后2～6周在支具保护下进行练习，根据患者康复情况6～8周时可脱拐或不需再佩戴支具。主要锻炼方法包括上下楼梯训练、小腿足踝训练及拉伸、髋膝联合训练、核心肌群训练及拉伸、力量及稳定性训练等。

五、术后第三阶段功能锻炼

通常术后3～6个月即进入术后康复第三阶段，该阶段康复目标为增强腿部肌肉力量和耐力，加强柔韧性和拉伸训练，进一步恢复本体感觉并重返运动。主要锻炼方法包括跳跃运动和慢跑训练等。

（李劼若）

第六节 后交叉韧带损伤患者术后康复

一、术后尽早开始康复锻炼

手术当天双下肢感觉、活动恢复后即可进行踝泵运动、股四头肌等长收缩锻炼，以不感到疼痛和疲劳为宜；术后第 1 天，指导患者佩戴膝关节支具、使用拐杖下床活动，并予以步态训练。

二、术后第一阶段功能锻炼

从术后第 1 天起进入术后康复第一阶段（术后 0~2 周），其目标为初步恢复关节活动范围，控制术肢肿胀和疼痛，防止肌肉萎缩。后交叉韧带损伤患者术后早期进行康复功能锻炼时需佩戴支具，并在支具内小腿中上段垫塞毛巾卷保护韧带。

（1）被动伸膝练习：坐于床边，将健侧腿放在术肢脚跟下，借助健侧腿力量，缓慢将术肢抬起，术肢膝关节伸直后保持 10 秒（见图 2-72），再缓慢放下。10 个动作 1 组，每日 3 组。

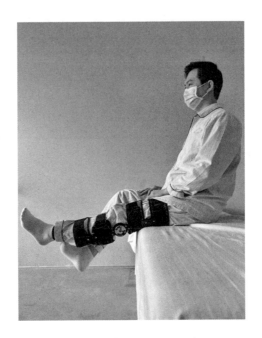

图 2 - 72　坐位被动伸膝练习

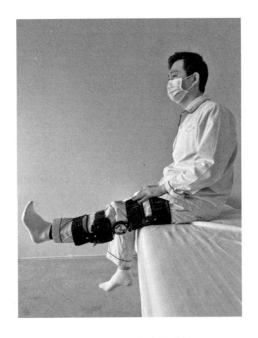

（2）主动伸膝练习：坐于床边，将术肢小腿缓慢抬高，术肢膝关节伸直后保持 10 秒（见图 2 - 73），再缓慢放下。10 个动作 1 组，每日 3 组。

图 2 - 73　坐位主动伸膝练习

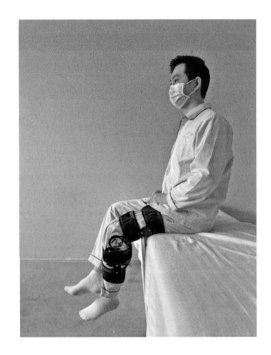

图 2 - 74 坐位被动屈膝练习 1

（3）被动屈膝练习：坐于床边，将健侧腿置于术肢脚背侧（见图 2 - 74），健侧腿用力使术肢被动屈膝，直至感到疼痛或无法继续屈膝时（见图 2 - 75），保持 10 秒，再缓慢回到自然坐位。10 个动作 1 组，每日 3 组。

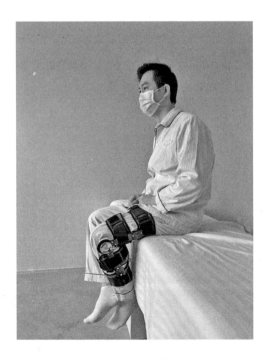

图 2 - 75 坐位被动屈膝练习 2

（4）坐位屈膝练习：坐于床上，健侧腿伸直，术肢自然屈髋屈膝，用手抱住术侧小腿将术侧腿往胸前靠拢，使得屈膝角度增加，直至感到疼痛或无法继续屈膝时（见图 2-76），保持 10 秒，再缓慢回到自然坐位。10 个动作 1 组，每日 3 组。

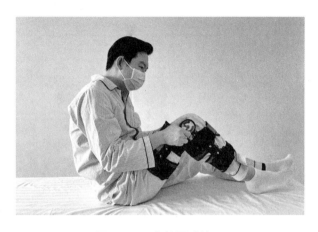

图 2-76　坐位屈膝练习

（5）直腿抬高练习一：仰卧位，术肢佩戴支具，术肢膝关节伸直，踝关节背屈，将术肢抬高到 45°（见图 2-77），保持 10 秒，再缓慢放下。10 个动作 1 组，每日 3 组。

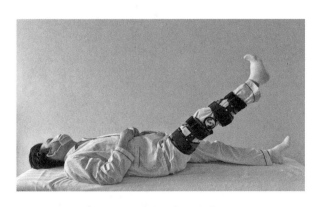

图 2-77　仰卧位直腿抬高练习

（6）直腿抬高练习二：健侧卧位，术肢佩戴支具，术肢膝关节伸直，踝关节背屈（见图 2 - 78），将术肢抬高到 45°（见图 2 - 79），保持 10 秒，再缓慢放下。10 个动作 1 组，每日 3 组。

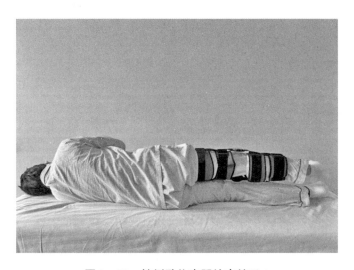

图 2 - 78　健侧卧位直腿抬高练习 1

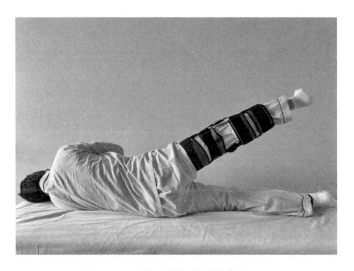

图 2 - 79　健侧卧位直腿抬高练习 2

（7）直腿抬高练习三：患侧卧位，术肢佩戴支具，健侧下肢屈膝，将脚置于术肢大腿前方，术肢膝关节伸直，踝关节背屈（见图2-80），将术肢抬离床面至最大限度（见图2-81），保持10秒，再缓慢放下。10个动作1组，每日3组。

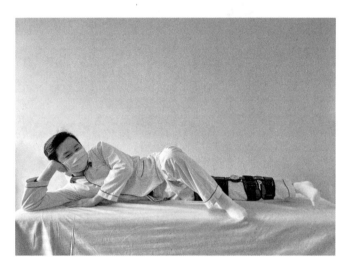

图2-80 患侧卧位直腿抬高练习1

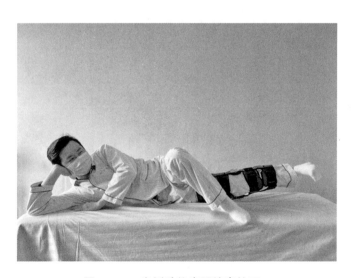

图2-81 患侧卧位直腿抬高练习2

（8）直腿抬高练习四：俯卧位，术肢佩戴支具并将膝关节伸直，踝关节背屈（见图 2-82），将术肢抬高到 45°（见图 2-83），保持 10 秒，再缓慢放下。10 个动作 1 组，每日 3 组。

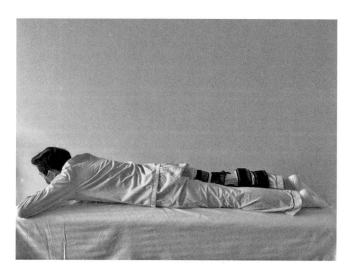

图 2-82 俯卧位直腿抬高练习 1

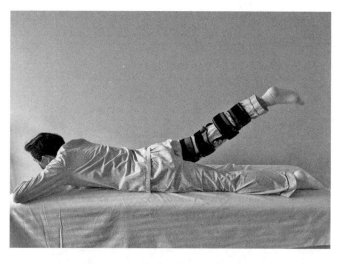

图 2-83 俯卧位直腿抬高练习 2

（9）股四头肌收缩：仰卧位，术肢小腿肚下垫软枕（见图2-84），大腿用力将膝关节往下压，同时伸直膝关节将足跟抬离床面（见图2-85），保持10秒，再缓慢放下。10个动作1组，每日3组。

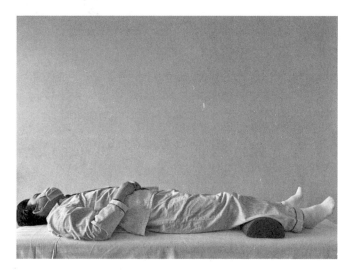

图2-84　股四头肌收缩练习1

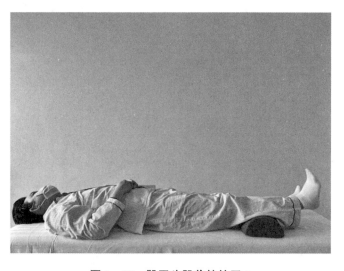

图2-85　股四头肌收缩练习2

（10）以上所有康复功能锻炼动作练习完毕后，将术肢小腿肚下垫高至高于心脏，有利于消肿。取冰袋置于手术部位冰敷 20 分钟，同时大腿股四头肌用力收缩，将术肢膝关节往下压，继续膝关节伸直练习。

三、注意事项

（1）以上所有动作在练习时都必须佩戴膝关节支具进行。

（2）在小腿肌肉最丰厚的位置长期垫小枕抬高或在支具内垫塞毛巾卷，可防止胫骨后移，保护韧带。

（3）不宜主动屈膝。

四、术后第二阶段功能锻炼

通常从术后第 2 周起至术后 3 个月进入术后康复第二阶段，该阶段康复目标为恢复肌肉力量、加强本体感觉训练。术后 6 ~ 8 周在支具保护下进行练习，根据患者康复情况，一般术后 8 周时可脱拐或不需再佩戴支具。主要锻炼方法包括上下楼梯训练、小腿足踝训练及拉伸、髋膝联合训练、核心肌群训练及拉伸、力量及稳定性训练等。

五、术后第三阶段功能锻炼

通常术后 3 ~ 6 个月即进入术后康复第三阶段，该阶段康复目标为增强腿部肌肉力量和耐力，加强柔韧性和拉伸训练，进一步恢复本体感觉并重返运动。主要锻炼方法包括跳跃运动和慢跑训练等。

（郑小飞）

第七节 距腓前韧带损伤患者术后康复

一、术后尽早开始康复锻炼

手术当天双下肢感觉、活动恢复后即可进行股四头肌等长收缩、直腿抬高、膝关节屈伸以及健侧踝关节的踝泵运动等锻炼，以不感到疼痛和疲劳为宜。术后第 1 天，指导患者使用拐杖下床活动，并予以步态训练。

二、术后第一阶段功能锻炼

从术后第 1 天起进入术后康复第一阶段（术后 0 ~ 2 周），康复锻炼方法如下：

（1）主动伸膝练习：坐于床边（见图 2 - 86），将术肢小腿缓慢抬高，术肢膝关节伸直后保持 10 秒（见图 2 - 87），再缓慢放下。10 个动作 1 组，每日 3 组。

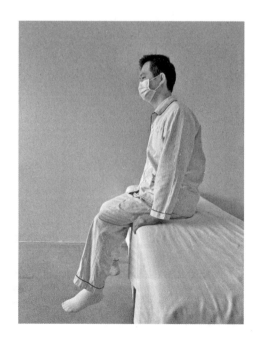

图 2 - 86　坐位主动伸膝练习 1

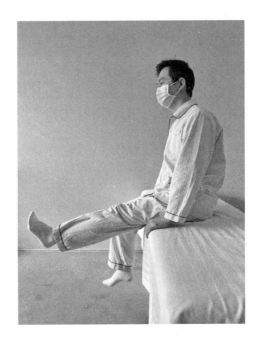

图 2 - 87　坐位主动伸膝练习 2

（2）踩单车练习：仰卧位，双膝屈曲，双下肢同时抬起来（见图 2 - 88），在空中做踩单车的动作（见图 2 - 89、图 2 - 90）。每次练习 3 分钟，每日 3 次。

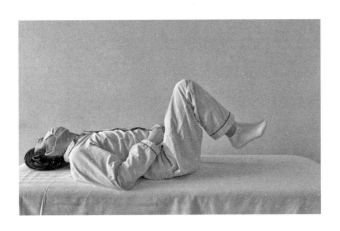

图 2 - 88　仰卧位踩单车练习 1

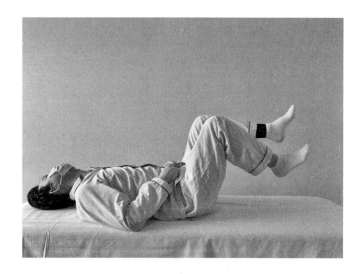

图 2 - 89　仰卧位踩单车练习 2

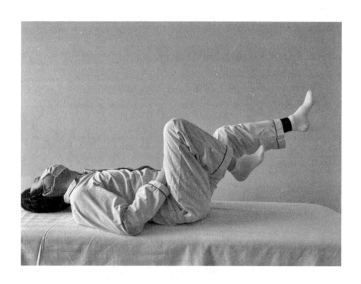

图 2 - 90　仰卧位踩单车练习 3

（3）直腿抬高练习一：仰卧位，术肢膝关节伸直，踝关节背屈（见图2-91），将术肢抬高到45°（见图2-92），保持10秒，再缓慢放下。10个动作1组，每日3组。

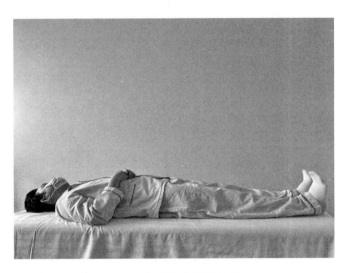

图2-91　仰卧位直腿抬高练习1

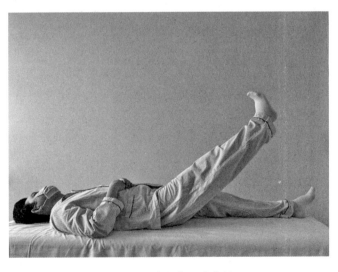

图2-92　仰卧位直腿抬高练习2

（4）直腿抬高练习二：健侧卧位，术肢膝关节伸直，踝关节背屈（见图2-93），将术肢抬高到45°（见图2-94），保持10秒，再缓慢放下。10个动作1组，每日3组。

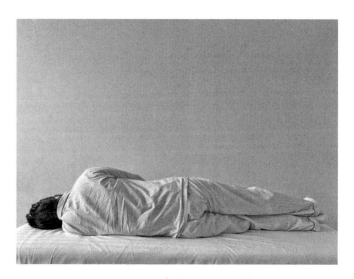

图2-93　健侧卧位直腿抬高练习1

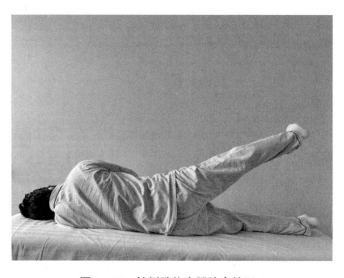

图2-94　健侧卧位直腿抬高练习2

（5）直腿抬高练习三：患侧卧位，健侧下肢屈膝，将脚置于术肢大腿前方，术肢膝关节伸直，踝关节背屈（见图2-95），将术肢抬离床面至最大限度（见图2-96），保持10秒，再缓慢放下。10个动作1组，每日3组。

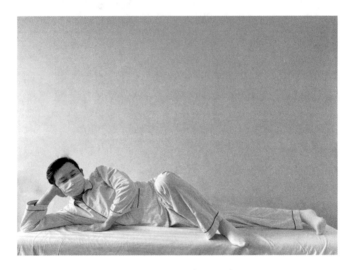

图2-95　患侧卧位直腿抬高练习1

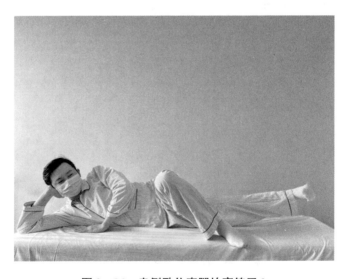

图2-96　患侧卧位直腿抬高练习2

（6）直腿抬高练习四：俯卧位，术肢膝关节伸直，踝关节背屈（见图 2 - 97），将术肢抬高到最大限度（见图 2 - 98），保持 10 秒，再缓慢放下。10 个动作 1 组，每日 3 组。

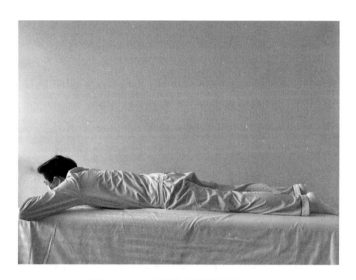

图 2 - 97　俯卧位直腿抬高练习 1

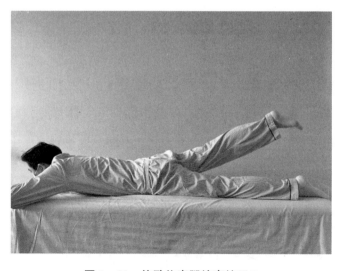

图 2 - 98　俯卧位直腿抬高练习 2

（7）拉伸练习：坐位，术肢自然平放于床上，用毛巾或拉力带绕过足底，两手用力拉毛巾或拉力带将脚背往身体方向拉，练习踝关节背屈（若有固定石膏则等拆除石膏后再进行此项练习）。

三、注意事项

术后第一阶段患者术肢踝关节在石膏或支具保护下部分负重行走；避免踝关节内外翻。

四、术后第二阶段功能锻炼（术后 3～6 周）

硬质护踝保护下的部分负重行走逐渐过渡至全负重行走；加强本体感觉及肌力训练，进行腓骨肌等张及抗阻收缩训练[①]；主动关节活动度[②]练习，避免内翻；必要时进行关节松动训练。

五、术后第三阶段功能锻炼（术后 7～12 周）

更换硬质护踝为软质护踝、全负重行走；加强踝周肌力训练；进一步增强关节活动度，允许内翻；本体感觉和平衡觉训练；必要时进行关节松动训练；基本功能恢复训练。

---

① 等张及抗阻收缩训练：指肌肉以等张收缩的形式进行负重或不负重的动力性抗阻练习。

② 主动关节活动度：即主动关节活动范围，指被检者做肌肉随意收缩时带动相应关节的活动范围。正常情况下，主动关节活动范围略小于被动关节活动范围。

六、术后第四阶段功能锻炼（术后 13 周开始）

运动中软质护踝保护，评估康复情况后酌情撤去软质护踝；本体感觉和平衡觉训练；踝关节无疼痛地全范围活动，无疼痛地变向慢跑，开始进行运动专项训练。整个术后康复过程需定期了解患者的康复水平，以便及时调整康复训练计划。

（侯辉歌）

第八节　术后应用冷疗的方法及注意事项

一、冷疗的目的

（1）减轻局部的充血或出血。

（2）减轻局部的疼痛。

（3）控制炎症的扩散。

二、关节镜术后应用冷疗的时机

（1）患者手术当日于手术室回病房后，护士将冰袋外敷于伤口周围约20分钟。

（2）住院期间每天早、中、晚各冷敷一次，每次20分钟。

（3）从术后第一天起，每次进行术肢康复训练后，都将冰袋置于手术部位冰敷20分钟（见图2-99、图2-100）。

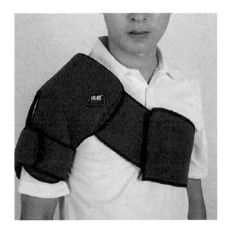 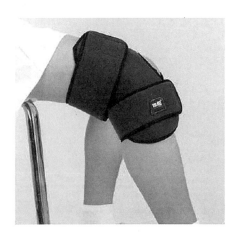

图2-99　肩部冷疗　　　　　　　图2-100　膝部冷疗

三、冷疗的注意事项

1. 慎用冷疗法的情况

昏迷、感觉异常、年老体弱者、婴幼儿、关节疼痛、心脏病等应慎用冷疗法。

2. 冷疗禁忌部位

（1）枕后、耳廓、阴囊处，易引起冻伤。

（2）心前区：可导致反射性心率减慢、心房纤颤或心室纤颤及房室传导阻滞。

（3）腹部：易引起腹泻。

（4）足底：可导致反射性末梢血管收缩，影响散热或引起一过性冠状动脉收缩[①]。

（李晓彤　王晓燕）

---

① 一过性冠状动脉收缩：指由于各种原因引起冠状动脉短暂收缩，导致冠状动脉不完全或完全闭塞。

第三章　运动医学常见护具操作指引

第一节　肩关节外展支具操作指引

肩关节外展支具是肩关节术后康复最常见的保护支具（见图3-1）。作为一种静态固定式肩矫形器，其在现有枕形肩关节外展支具的基础上增加活动式后托板，改变腰部接触面的弧度及腕关节托板的弧面，满足患者在站立位、卧位、半卧位、移动、翻身、下床、活动、康复等运动状态下仍保持有效的肩关节外展角度要求，增加舒适度，使修复的肩袖组织在无张力的状态下愈合，可提高临床康复护理效果。

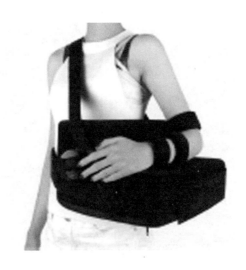

图3-1　肩关节外展支具

一、肩关节外展支具结构

肩关节外展支具由肩关节外展支架和固定带两部分组成（见图 3-2）：外展支架较宽一端为前端，较窄一端为后端；固定带分为腰带、肩带、前臂带，其中宽度最宽的为腰带，长度最长的为肩带，最短的 3 条为前臂带。

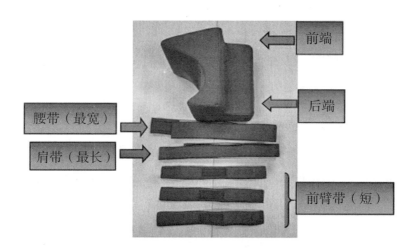

图 3-2　肩关节外展支具各部分示意图

二、支具适用范围及佩戴流程

1. 适用症

肩袖损伤、肩关节脱位、肱骨大结节骨折、肩部创伤等术后。

2. 穿戴时机

术后及出院后康复期间下床活动时。

3. 支具佩戴目的

（1）固定术肢、限制关节活动以保护术肢，促进肢体功能恢复。

（2）减轻肢体局部承重，促使病变组织愈合。

4. 他人协助佩戴支具流程

（1）患者取坐位或者站立位，术侧肘关节屈曲90°，肩关节缓慢外展30°～45°，前屈30°左右。

（2）患者用健侧手托住术侧前臂，协助者将外展支架放在患者腰部，患者前臂放在支架外固定槽上，轻微调整支架佩戴高度和前后位置，以患者感觉舒适为宜。

（3）患者用健侧手托住外展支架。

（4）协助者先为患者佩戴腰固定带，再为患者佩戴肩固定带，最后为患者佩戴前臂固定带。

5. 单人佩戴支具流程

（1）在床上摆放好支具，将腰带、肩带的一端粘贴在支架后侧部分，另一端按照图示摆放好，腰带在内侧、肩带在外侧，前臂带长带粘贴于肘关节、短带粘贴于腕关节（见图3－3）。

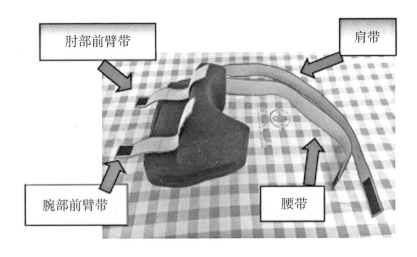

图3－3　肩关节外展支具佩戴流程1

（2）患者坐位，术侧肘关节屈曲 90°，肩关节缓慢外展 30°～45°、前屈 30°左右，健侧手取支具放在腰上（见图 3 - 4）。

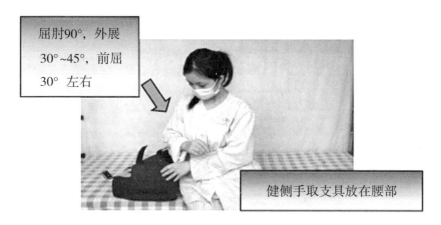

图 3 - 4　肩关节外展支具佩戴流程 2

（3）将术侧肘放在支具固定槽上，用健侧手托住外展支架轻微调整支架佩戴高度和前后位置，以患者感觉舒适为宜（见图 3 - 5）。

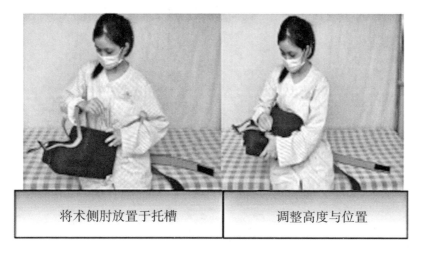

图 3 - 5　肩关节外展支具佩戴流程 3

（4）患者健侧手先佩戴好腰固定带，再佩戴肩固定带，最后佩戴前臂固定带（见图3-6）。

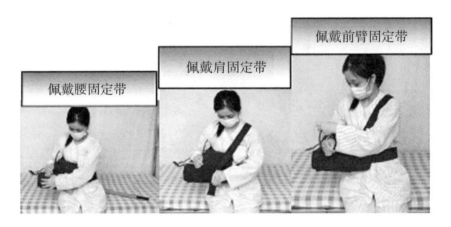

图3-6 肩关节外展支具佩戴流程4

6. 单人脱取支具方法

（1）患者取坐位，先松开前臂两条短带（见图3-7）。

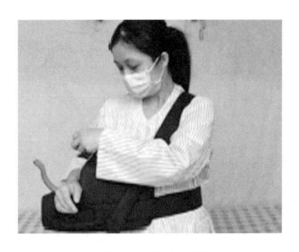

图3-7 松开前臂带

（2）依次松开粘贴在支具前端的肩带、腰带（见图 3 - 8、图 3 - 9）。

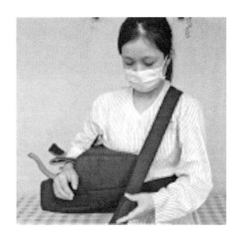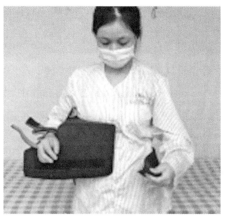

图 3 - 8 松开肩带   图 3 - 9 松开腰带

（3）缓慢放下支具，术肢维持屈肘 90°（见图 3 - 10），再用健侧手托起患侧腕部（见图 3 - 11）。

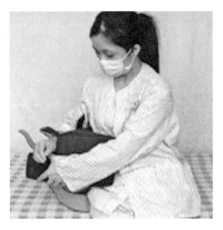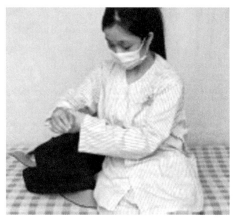

图 3 - 10 术肢维持屈肘 90°   图 3 - 11 健侧手托起患侧腕部

三、注意事项

（1）操作过程中注意动作轻柔，保护术肢。

（2）术后肩关节外展支具通常要佩戴 6～8 周，未经主管医生或康复师评估，不得擅自去除支具。

（3）进行康复锻炼时要先取下支具。

（4）佩戴支具位置要准确，松紧要适度，绑带要粘贴在支架上，不要相互粘贴在绑带上。

（5）注意固定绑带是否牢固，对软组织有无卡压，对皮肤有无摩擦等。

（6）保证支具有效固定，注意观察支具使用后的效果，以便及时调整或更换新支具。

（7）注意皮肤的清洁与护理，对支具着力部位要多关注。

（陆柳燕　黄春晴　王伟英）

第二节 拐杖使用操作指引

一、拐杖结构

拐杖是辅助维持人的身体平衡，减轻患肢负重，为下肢行动不便的人提供的一种简单辅助行走器具（见图3-12）。拐杖的着力点应在拐杖的手握柄处，而不是靠腋下平台支撑。

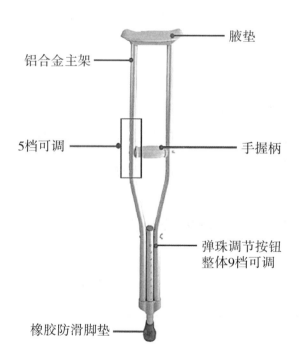

腋垫

铝合金主架

5档可调

手握柄

弹珠调节按钮
整体9档可调

橡胶防滑脚垫

图3-12 拐杖

二、拐杖适用范围及注意事项

1. 适用范围

（1）下肢疾病伴行动不便的患者，如严重的髋关节炎、膝关节炎或足踝疾病的患者。

（2）骨折愈合的康复期及髋关节置换、关节镜手术后患肢可部分负重者可以使用拐杖进行行走锻炼及日常生活。

2. 拐杖高度的调节方法

（1）拐杖调节至距腋下 2~3 横指宽的适合高度。

（2）扶手高度调整至肘关节屈曲 25°~30°。

3. 注意事项

（1）检查拐杖各连接部位是否牢固。

（2）根据医嘱决定患肢负重程度。

（3）使用拐杖行走时肘关节屈曲约 30°，用力点在手部，不可依靠腋下支持力量行走，以免导致神经损伤。

三、拐杖上下楼梯的使用方法

上楼时，健侧先上，术侧后上，拐杖最后；下楼时，先下拐杖，再下术肢，最后健肢。

（胥亚丽）

四、拐杖的使用操作流程

拐杖的使用操作流程如图 3 – 13 所示。

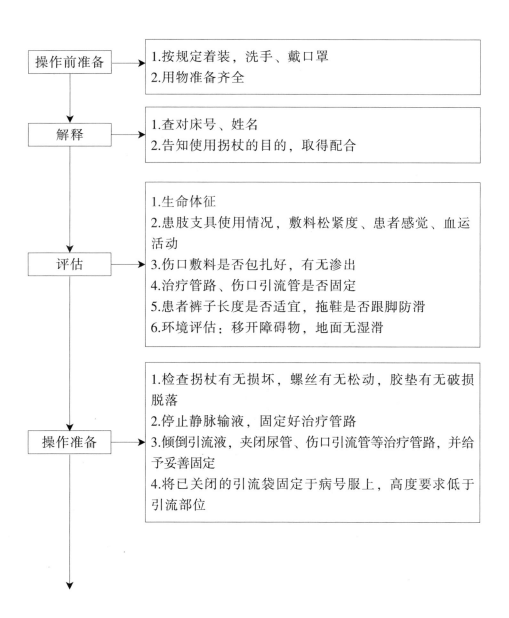

操作前准备 → 1.按规定着装，洗手、戴口罩
2.用物准备齐全

解释 → 1.查对床号、姓名
2.告知使用拐杖的目的，取得配合

评估 → 1.生命体征
2.患肢支具使用情况，敷料松紧度、患者感觉、血运活动
3.伤口敷料是否包扎好，有无渗出
4.治疗管路、伤口引流管是否固定
5.患者裤子长度是否适宜，拖鞋是否跟脚防滑
6.环境评估：移开障碍物，地面无湿滑

操作准备 → 1.检查拐杖有无损坏，螺丝有无松动，胶垫有无破损脱落
2.停止静脉输液，固定好治疗管路
3.倾倒引流液，夹闭尿管、伤口引流管等治疗管路，并给予妥善固定
4.将已关闭的引流袋固定于病号服上，高度要求低于引流部位

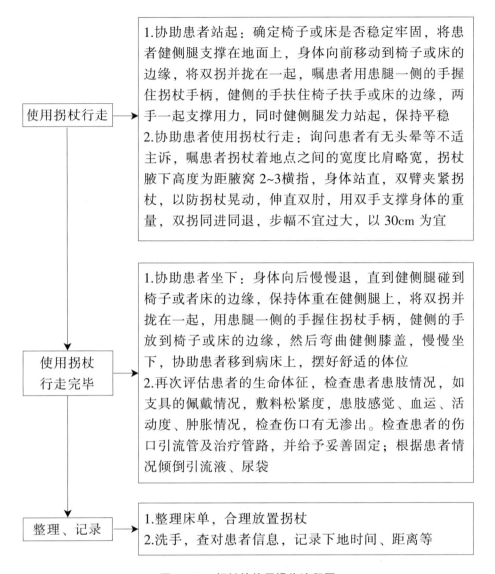

图 3 - 13 拐杖的使用操作流程图

（胥亚丽 黄春晴 邓双双）

第三节 可调节式膝关节支具使用操作指引

膝关节支具可为膝关节提供稳定支撑，在动态运动过程中控制膝关节峰值外翻角速度和外旋角速度，从而可以有效控制并增进膝关节稳定性，协助保持或改善膝关节生物力学，为膝关节韧带提供保护。

一、可调节式膝关节保护支具结构

可调节式膝关节保护支具属于康复护具类用品（见图 3 - 14），该支具可在 0°～120°之间自由调节限位固定膝关节，适应手术后的康复需求，可提供支撑、固定、功能活动锻炼、负荷等作用。

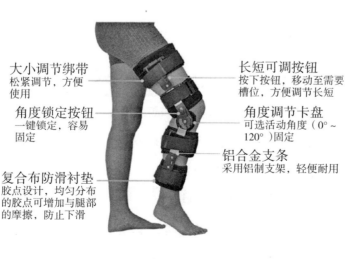

大小调节绑带
松紧调节，方便使用

角度锁定按钮
一键锁定，容易固定

复合布防滑衬垫
胶点设计，均匀分布的胶点可增加与腿部的摩擦，防止下滑

长短可调按钮
按下按钮，移动至需要槽位，方便调节长短

角度调节卡盘
可选活动角度（0°～120°）固定

铝合金支条
采用铝制支架，轻便耐用

图 3 - 14 可调节式膝关节保护支具

二、支具适用范围及注意事项

(一) 适用症

(1) 膝部术后康复。

(2) 内外侧韧带及前后十字韧带伤后或术后恢复使用。

(3) 半月板术后的固定或活动限制。

(4) 膝关节松脱、关节炎术后或骨折术后。

(5) 膝关节及其软组织损伤的保守治疗、挛缩的预防。

(6) 早期拆除石膏后固定膝关节。

(7) 侧副韧带损伤的功能性保守治疗。

(8) 稳定性骨折。

(9) 严重或复杂的韧带松弛固定。

(二) 禁忌症

对固定带面料过敏者慎用。

(三) 注意事项

(1) 要经常检查固定带各部位是否牢固、粘扣是否安全可靠,如发现问题应及时修理和更换。

(2) 佩戴期间做好受伤部位的皮肤护理工作,视情况每日清洁皮肤,支具佩戴不宜过紧或过松。

(3) 应遵医嘱佩戴好支具。

(4) 使用过程中如出现疼痛或感觉异常,应立即停止使用。

三、可调节式膝关节支具的使用操作流程

可调节式膝关节支具的使用操作流程如图 3 –15 所示。

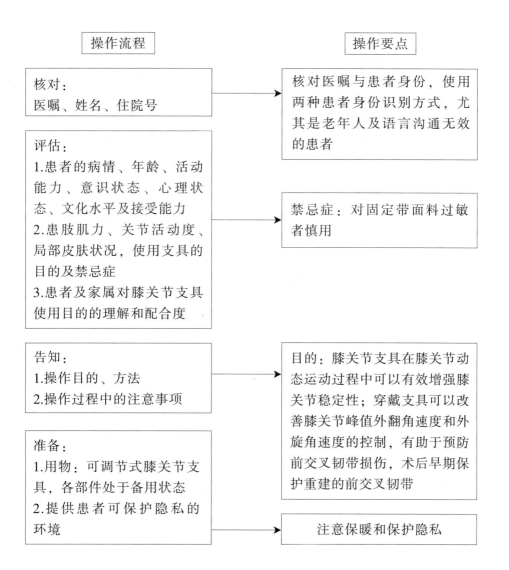

操作流程

核对：
医嘱、姓名、住院号

评估：
1.患者的病情、年龄、活动能力、意识状态、心理状态、文化水平及接受能力
2.患肢肌力、关节活动度、局部皮肤状况，使用支具的目的及禁忌症
3.患者及家属对膝关节支具使用目的的理解和配合度

告知：
1.操作目的、方法
2.操作过程中的注意事项

准备：
1.用物：可调节式膝关节支具，各部件处于备用状态
2.提供患者可保护隐私的环境

操作要点

核对医嘱与患者身份，使用两种患者身份识别方式，尤其是老年人及语言沟通无效的患者

禁忌症：对固定带面料过敏者慎用

目的：膝关节支具在膝关节动态运动过程中可以有效增强膝关节稳定性；穿戴支具可以改善膝关节峰值外翻角速度和外旋角速度的控制，有助于预防前交叉韧带损伤，术后早期保护重建的前交叉韧带

注意保暖和保护隐私

实施：
1.核对医嘱与患者身份
2.患者取舒适体位，评估膝关节活动度和局部皮肤情况
3.检查并调节膝关节支具：打开角度锁定按钮，根据医嘱调节角度后关闭角度锁定按钮；根据下肢长短调节支具支条的长度
4.患肢平放，将绑带和内衬展开垫于术肢下方，卡盘中心对应股骨外侧髁，支具支条尽量与股骨、胫骨体表投影线（肢体长轴）相靠近，系好绑带
5.再次查对，评估患者舒适度，向患者及家属交代注意事项

1.支具大腿段绑带分别固定于大腿中段和髌骨上缘1~2横指，小腿段绑带分别固定于髌骨下缘1~2横指和小腿中下段；也可结合患者舒适度做相应调整
2.预防腓总神经受压：避免卡盘压迫腓骨小头处；支具松紧度以能伸入1~2横指为宜；评估患者下肢感觉、活动度；告知患者及家属如出现异常要立即告知护士
3.后交叉韧带损伤患者角度固定于0°，小腿段上方绑带固定于小腿周径最粗处，且要内置毛巾卷防止胫骨后移

观察并记录

观察并记录：
1.在佩戴支具后早期应评估患者的体态和步态并予以指导
2.询问患者感受、观察局部皮肤情况

图 3 – 15 可调节式膝关节支具的使用操作流程图

（张嘉敏 严加洁）

第四节 膝关节活动度测量操作指引

一、测量目的

确定是否有关节活动受限，找到影响关节活动的原因；确定关节活动受限的程度；确定适宜的治疗目标，判定可康复程度；为选择适当的治疗方式方法提供客观依据；客观测量关节活动范围的进展情况，以评价康复治疗、训练的效果。

二、测量工具

关节活动范围的测量通常采用不同样式的关节测量器，最常用的一种关节测量器是由两根直尺组成的，即双臂式刻度尺（0°~180°）。

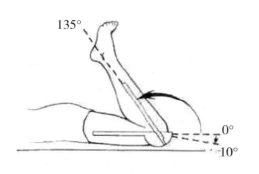

图 3 - 16　测量膝关节屈曲角度 1

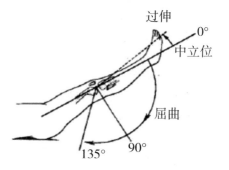

图 3 - 17　测量膝关节屈曲角度 2

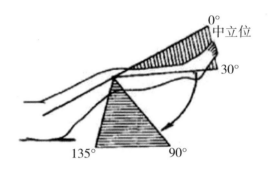

图 3 – 18　膝关节不同屈曲角度图示

三、膝关节活动度测量操作流程

膝关节活动度测量操作流程如图 3 – 19 所示。

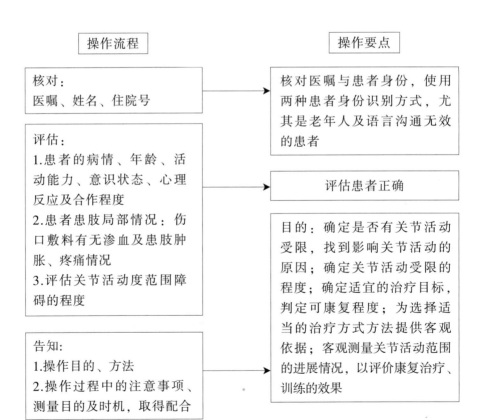

操作流程	操作要点
核对： 医嘱、姓名、住院号	核对医嘱与患者身份，使用两种患者身份识别方式，尤其是老年人及语言沟通无效的患者
评估： 1.患者的病情、年龄、活动能力、意识状态、心理反应及合作程度 2.患者患肢局部情况：伤口敷料有无渗血及患肢肿胀、疼痛情况 3.评估关节活动度范围障碍的程度	评估患者正确
告知： 1.操作目的、方法 2.操作过程中的注意事项、测量目的及时机，取得配合	目的：确定是否有关节活动受限，找到影响关节活动的原因；确定关节活动受限的程度；确定适宜的治疗目标，判定可康复程度；为选择适当的治疗方式方法提供客观依据；客观测量关节活动范围的进展情况，以评价康复治疗、训练的效果

准备：
1.用物：通用量角器、纸、笔、速干手消毒液
2.环境：床单舒适、整洁，环境明亮、安静，可保护隐私

→

用物备齐，放置合理，注意保暖和保护隐私

1.量角器的放置：
轴心：股骨外侧髁；
固定臂：与股骨纵轴一致，近端股骨大粗隆；
移动臂：与胫骨纵轴一致，腓骨小头与外踝连线；
体表定位：股骨外侧髁：膝关节外上方的突起；腓骨小头：膝关节外下方突起
2.关节活动范围有个体差异，评估时应进行健侧、患侧对比
3.测量对象：适用于膝骨关节炎、ACL/PCL/半月板损伤、髌骨脱位患者
4.测量时机：
拟行膝置换手术患者：入院，术后第1、2、3天，执行出院医嘱时；ACL/PCL/半月板/髌韧带手术患者：入院，执行出院医嘱时

实施：
1.护士洗手、戴口罩，核对医嘱与患者身份
2.协助患者取仰卧位，暴露被测量的膝关节，评估患肢伤口及膝关节活动度
3.体表放置量角器，要求患者尽量伸直膝关节，所测量得到的度数就是伸直角度；要求患者进行患肢膝关节屈曲，足跟尽量靠近大腿，终末所测量得到的度数就是屈曲的度数

→

观察并记录

↓

观察并记录：
1.操作过程中倾听患者主诉
2.测量的同时注意观察和记录存在的问题，如膝关节疼痛、肿胀，关节周围皮肤青紫瘀斑、下肢肿胀等
3.测量时手法要轻柔，速度缓慢、均匀，尤其对有疼痛感觉的患者不能做快速运动
4.记录测量日期
5.评估测量结果：
提示膝关节活动度正常，0°~135°；提示伸膝受限，20°~135°；提示屈膝受限，0°~100°；提示膝关节屈伸均受限，20°~120°；膝关节伸-5°，表示膝关节5°过伸

图3-19　膝关节活动度测量操作流程图

（黎嘉咏　林素娟）

参考文献

［1］陈世益，冯华．现代骨科运动医学［M］．上海：复旦大学出版社，2020.

［2］裴福兴，陈安民．骨科学［M］．北京：人民卫生出版社，2016.

［3］孙超，奚桓，李峥，等．老年患者出院准备服务专家共识（2019年版）［J］．中华护理杂志，2020，55（2）.

［4］GUPTA S, PERRY J A, KOZAR R. Transitions of care in geriatric medicine［J］. Clinics in geriatric medicine, 2019, 35（1）.

［5］汪晖，王颖，刘于，等．住院患者出院计划关键任务的证据总结［J］．中华护理杂志，2020，55（9）.

［6］鹿钦雪，徐宁，杨英兰，等．髋关节撞击综合征：神经—肌肉、周围肌及核心肌的肌力训练［J］．中国组织工程研究，2022，26（5）.

［7］曹建刚，陈德生．髋关节镜治疗髋臼盂唇损伤的研究进展［J］．中国修复重建外科杂志，2020，34（12）.

［8］黄海峰，杨先腾，田家亮，等．髋关节镜手术并发症的研究进展［J］．中华创伤杂志，2018，34（7）.

［9］邹文，周明，侯慧铭，等．关节镜下射频松解配合金黄膏治疗臀肌挛缩症临床观察［J］．光明中医，2021，36（14）.

［10］孙伟，陈友燕，叶斌，等．成人臀肌挛缩症的并发症及临床康复研究［J］．中华全科医学，2019，17（9）．

［11］邹毅，田家亮，张均泉，等．关节镜下松解术治疗臀肌挛缩症［J］．中国矫形外科杂志，2019，27（9）．

［12］贾川，徐建达，谢子康，等．臀肌挛缩松解联合髌骨支持带张力重建治疗弹响髋合并膝前痛［J］．中国临床解剖学杂志，2018，36（6）．

［13］唐翔宇，李春宝，刘玉杰，等．关节镜下大转子周围组织松解术治疗臀肌挛缩症［J］．中国骨与关节杂志，2017，6（9）．

［14］李兰，陈芬．50 例双侧臀肌挛缩症护理方法的效果观察［J］．实用临床护理学杂志（电子版），2019，4（14）．

［15］蒋钦，陈志伟．关节镜下自体腘绳肌肌腱重建前交叉韧带术后并发症研究进展［J］．国际骨科学杂志，2018，39（6）．

［16］戈睿毅，吕杰，张城铭，等．快速康复外科在前交叉韧带重建术的应用效果［J］．实用骨科杂志，2021，27（6）．

［17］徐才祺，陈杰波，宋关阳．膝关节前外侧结构加强及重建专家共识（2021 年版）［J］．中华关节外科杂志（电子版），2021，15（2）．

［18］赵冬梅，李维婷，曾贞，等．加速康复外科护理对关节镜下前交叉韧带重建术后患者膝关节功能的影响［J］．中华现代护理杂志，2019，25（2）．

［19］施忠民，陈城，马燕红，等．中国慢性踝关节外侧不稳定术后康复专家共识［J］．中华骨与关节外科杂志，2019，12（10）．

［20］冯仕明，翟宏伟，周敬杰，等．全关节镜下距腓前韧带修复技术治疗慢性踝关节外侧不稳定加速康复外科方案江苏专家共识［J］．中华骨与关节外科杂志，2022，15（1）．

［21］AICALE R，MAFFULLI N. Chronic lateral ankle instability：topical review［J］．Foot & ankle international，2020，41（12）．

［22］NOAILLES T，LOPES R，PADIOLLEAU G，et al. Non-anatomical or direct anatomical repair of chronic lateral instability of the ankle：a systematic review of the literature after at least 10 years of follow-up［J］．Foot and ankle surgery，2018，24（2）．

［23］李庭，孙志坚，柴益民，等．ERAS 理念下踝关节骨折诊疗方案优化的专家共识［J］．中华骨与关节外科杂志，2019，12（1）．

［24］王之枫，王旭，马昕．距腓前韧带损伤影像学检查方法文献回顾［J］．中华骨与关节外科杂志，2019，12（4）．

［25］苏博源，易疏云，易刚，等．全关节镜下距腓前韧带锚钉修复术的疗效［J］．中国矫形外科杂志，2020，28（4）．

［26］董继革，刘金龙，罗丽华，等．距腓前韧带损伤患者不同时期康复的疗效比较［J］．中国康复理论与实践，2019，25（12）．

［27］徐柯烽，林平，涂迎春，等．踝关节镜下修复距腓前韧带治疗慢性踝关节不稳［J］．中华关节外科杂志（电子版），2020，14（5）．

［28］张松，顾加祥，刘宏君，等．距腓前韧带损伤影响踝关节外侧结构不稳的诊疗进展［J］．实用临床医药杂志，2019，23（15）．